SOBRE MIM

DIÁRIO DO SEGUNDO ANO DO RESTO DA MINHA VIDA

PATRÍCIA FERNANDES

Editora Verso

R. Doutor Goulin, 1523 Alto da Glória
CEP 80040-280 Curitiba-PR
(41) 3254-1616 e (41) 3558-8001
editorainverso@editorainverso.com.br
www.editorainverso.com.br
Facebook.com/editorainverso
Instagram @editorainverso

Coordenação editorial
Cristina Jones
Editora InVerso

Ilustrações de capa
Alexandre C. Bonatto
@alexandrecbonatto

Capa
Adriane Baldini

Revisão e projeto gráfico
Carlos L. W. Jorge

Contato com a autora: @patriciafernandes_escritora

Dados internacionais de catalogação na publicação
Mona Youssef Hammoud - CRB/ 9ª -1393

F362s FERNANDES, Patrícia. **Sobre mim. Diário do segundo ano do resto da minha vida.** Curitiba: InVerso, 2019.
178p. 15x21cm - PTBR

ISBN: 978-85-5540-206-7

1. Literatura brasileira. 2. Diário. 3. Crônicas.
I. Título

CDD. B869.45

Agradecimentos

Este é um livro escrito a muitas mãos. Preciso agradecer a todas as pessoas que tanto me incentivaram a continuar escrevendo.

Começo agradecendo ao meu marido, amor da minha vida e razão do meu viver.

Agradeço ao meu cachorro Zeus, por zelar por mim enquanto escrevo.

Agradeço aos meus pais, meus irmãos, meus padrinhos, meus familiares e amigos.

Agradeço também a toda a equipe multidisciplinar que me acompanha.

Agradeço por último, mas não menos importante, aos leitores do livro *Por dentro de mim — Diário do primeiro ano do resto da minha vida*, que mantiveram o calor da minha alma.

Apresentação

Sou uma mulher na faixa dos quarenta anos que deseja desesperadamente encontrar o seu lugar e a sua importância no Universo. Você vai me perguntar: "Ainda?" E eu vou te responder: "Sempre."

Este é o segundo livro do meu grande projeto de retorno à vida pós-transplante de medula óssea autólogo. No primeiro livro, *Por dentro de mim — Diário do primeiro ano do resto da minha vida*, eu apresentei um ano da minha vida. Ano de reeducação alimentar, busca pela fé e por Deus, e reencontro comigo. Conheci pessoalmente o meu lado mais sombrio. Foi um ano de conhecimento pessoal e de libertação.

Este ano é um pouco diferente. Com todo o conhecimento e os aprendizados do ano anterior, eu segui em frente. Buscando evolução pessoal, claro, mas principalmente desenvolver o meu relacionamento com meus familiares, meus amigos, e tentando descobrir o meu lugar e a minha importância na sociedade. Busquei também entender melhor meus sentimentos, minhas emoções, minhas reações a tudo e a todos. Além disso, mantive a busca pelo fortalecimento físico e a independência funcional. Ainda, de bônus, eu registrei os sentimentos e as emoções dos bastidores da realização de um grande sonho, a publicação do meu primeiro livro. Este foi outro ano inesquecível e ímpar na minha vida.

SOBRE MIM

Diário do segundo ano do resto da minha vida

Introdução

Neste segundo livro eu resolvi não estabelecer grandes objetivos que destoassem muito do ano anterior. Até porque eu acabei de sair de uma avalanche de acontecimentos, lições e aprendizados. Então resolvi deixar fluir. Esperar e ver o que a vida tem para mim nesse ano. Os objetivos se tornaram um pouco mais genéricos, mas nem por isso menos importantes. Deixei um grande espaço para o acaso, para o imprevisto. Como aprendi no primeiro diário, a vida é muito mais criativa do que qualquer ser humano possa imaginar; mesmo os cineastas e roteiristas mais brilhantes não chegam nem perto.

ESTRUTURAÇÃO DO DIÁRIO

INÍCIO: 4 de outubro de 2017.

TÉRMINO: 4 de outubro de 2018.

OBJETIVOS PRINCIPAIS

- Manter a reeducação alimentar;
- Melhorar o condicionamento e o fortalecimento físico;
- Desenvolver o meu relacionamento pessoal e social;
- Descobrir qual o meu papel neste Mundo.

METODOLOGIA

Toda semana, escrever um pequeno relato, contendo os acontecimentos principais, os aprendizados, as novidades e os desafios dos dias que se passaram.

MOTIVO

Ter o compromisso comigo mesma de manter a rotina adquirida no ano anterior, de escrever sobre os principais acontecimentos do ano. Quero ter parâmetros para novas análises quantitativas e qualitativas, estabelecer padrões, determinar pontos de evolução, atualizar o meu Manual de Instruções.

OBJETO DO ESTUDO

A minha saúde continua sendo o foco principal. Manter a reeducação alimentar. Um corpo mais leve dá muito menos trabalho. Junto com um exercício físico, então, será cada vez mais livre. Mas a principal busca é por um objetivo de vida, um porquê de tudo o que vivi, e no que posso contribuir para melhorar a minha vida e a vida de outras pessoas...

Mantive a data de início no mês de outubro, agora no dia 4, na primavera. Um novo ciclo que começa. Momento de colocar em prática todos os ensinamentos e conhecimentos adquiridos no ciclo anterior. Comprovar se todas as lições foram aprendidas. Lições como: ter calma e amar a mim mesma; a minha alimentação é minha responsabilidade; suicídio não é mais uma opção; talvez o vazio nunca acabe, mas posso controlar a qualidade e a quantidade do que colocar nesse vazio; respeitar mesmo sem entender; posso ser feliz sem estar com o estômago cheio; nada está tão ruim que não possa piorar; tudo muda o tempo todo; Deus é amor; nada é melhor do que a liberdade de existir; o amor é divino, mas a convivência é humana; sempre buscar uma segunda, terceira, quarta opiniões; meditar não acaba com o sofrimento, mas o deixa mais curto; focar nas soluções e não nos problemas; meu monstro não merece correntes; entre tantas outras.

Realmente acho que o mais difícil em uma mudança é a sua manutenção.

Desejo-me sorte mais uma vez!

Curitiba, 4 de outubro de 2017.

1 / 364 dias

O ano começou, e já mostrando o tamanho dos desafios que vêm pela frente. Uma senhora aqui do prédio passou por mim hoje. Ela deve ter uns 80 anos, e andava presa pelo braço a uma doce cuidadora. Ela vinha devagar, um pouco arcada e com batom nos lábios. Eu cruzei o seu caminho, presa pelos dois braços a um andador e com batom nos lábios. As duas andando com muita dificuldade. As duas sofrendo em cada passo. As duas lutando por cada metro. Ao nos cruzarmos e nos cumprimentarmos, uma única certeza. Não importa como, ainda estávamos de pé, e enquanto estivéssemos vivas tínhamos a obrigação de tentar continuar andando, independentemente do esforço exigido. Ela se afastou dizendo para a cuidadora o quanto o meu sorriso era bonito. Às vezes um sorriso é tudo o que importa...

Outro acontecimento foi que, antes de começar a escrever este texto, eu estava deitada, de camisola, com comida e televisão. No paraíso, para ser mais exata. Mesmo assim levantei e vim para o atelier para registrar este importante dia. Estou orgulhosa com tanto comprometimento!

Outra grande mudança foi a chegada de uma ajudante na nossa vida. Ela tirou do meu marido as tarefas que eram minhas, ou pelo menos nossas, e devolveu-o para mim. Só com ela organizando a nossa casa, a nossa comida, a nossa roupa, poderíamos continuar com as nossas vidas de maneira saudável. Acho que é uma ótima mudança. Meu marido merece. O nosso amor merece. Eu mereço.

Peso atual: 86,6 kg. Sim, voltei a engordar quatrocentos gramas desde ontem. Acho que é puro inchaço, nervoso ou qualquer outra coisa. Paciência...

Balanço do dia:

- **Conquista:** iniciar mais um ano promissor...
- **Desafios:** trezentos e sessenta e quatro desafios...
- **Frase do dia:** "Uma longa caminhada começa com o primeiro passo." — Lao-Tsé

Sei que já usei essa frase, mas nenhuma outra é mais propícia.

6 / 359 dias

Eu e meu marido estamos anestesiados. Tudo está tão leve... A vida está tão menos difícil e menos insuportavelmente corrida. Os dias estão deixando de ser uma sucessão de deveres e afazeres cansativos e desgastantes somados aos cuidados cansativos e desgastantes que eu exijo...

As transformações deste ano já começaram. Começou com a chegada da nova integrante da família. Além disso, estamos recomeçando a reforma no quarto do casal. Pintando paredes, mobiliando e decorando. Ainda é um projeto inacabado, mas em andamento, com certeza. Além disso, já estou me mobilizando para buscar novas opções de reabilitação. Ainda possibilidades apenas, mas promissoras, com certeza...

Minha alimentação está muito boa. Para falar a verdade, nunca esteve melhor. Comida saudável, caseira e gostosa. Estou nas nuvens. Não sei ainda se estou emagrecendo, só sei que estou me sentindo bem.

Balanço do dia:

- **Conquista:** aparecimento de opções de tratamento...
- **Desafios:** muitos...
- **Frase do dia:** "Felicidade é ter algo o que fazer, ter algo que amar e algo que esperar." — Aristóteles

Então, senhor Aristóteles, se ser feliz é isso, estou feliz pra caramba!!!

11 / 354 dias

Esta semana é muito importante. Com certeza uma semana-chave para o direcionamento que este ano vai tomar. Estamos tomando algumas atitudes que mexem nos alicerces de nossas rotinas, e que com certeza gerarão profundas mudanças...

Balanço do dia:

- **Conquista:** tomar atitudes...

- **Desafios:** aguentar a bronca...
- **Frase do dia:** "Nada é permanente, exceto a mudança." — Heráclito

Variações da mesma frase, só para confirmar o conteúdo.

16 / 349 dias

Meu marido diz que eu sou mais evoluída do que ele, e que por isso eu deveria ser mais calma e tranquila. Concordo plenamente com ele, mas ao mesmo tempo não consigo deixar de ficar irritada com coisas pequenas. Sei que melhorei bastante, mas estou muito longe do saudável ou do ideal. Essa é outra coisa que preciso melhorar. Ainda me irrito profundamente com certas coisas pequenas: pessoas folgadas, críticas vazias, vácuo ao dar bom dia, degraus...

Neste novo ano, quero colocar algumas dessas dicas em prática, respirar mais fundo, prestar atenção ao que está em volta, sorrir e dar mais "bom dia", independentemente da resposta, e elogiar mais, tanto os outros como a mim mesma. Não só de vez em quando, como acontece com a maioria das pessoas, mas sim na maior parte do tempo. No ano passado descobri o caminho para conseguir ser uma pessoa melhor. Neste ano vou explorá-lo. Conhecer cada pedra do caminho...

Balanço do dia:

- **Conquista:** continuar aprendendo...
- **Desafios:** agir...

• **Frase do dia:** "Algumas pessoas nunca aprendem nada, porque entendem tudo muito depressa." — Alexander Pope

Infelizmente sou muito assim. Ótima aluna com péssima memória...

18 / 347 dias

Descobri por que eu estava tão triste. Estava prevendo uma tempestade. Ela mostrou a sua força...

Tenho uma amiga que é fisioterapeuta e trabalha em um renomado hospital de reabilitação. Conversamos por uma hora por telefone. Sobre os novos tratamentos. Sobre as minhas limitações. Conversa difícil. Conversa franca. Muito obrigada, estava precisando.

Preciso pensar melhor sobre: custo x benefício, sobre empenho emocional, sobre expectativas x realidade, sobre aceitação, sobre qualidade de vida.

Hoje me vejo fazendo um esforço tão grande para continuar me arrastando em passos duros, desengonçados, lentos, doloridos, que começo a questionar a minha sanidade. O tratamento com ozônio é tão dolorido que não vale mais o pequeno benefício. Só de lembrar a dor aguda e penetrante do gás por entre as minhas vértebras, sinto certa náusea. Meu corpo não aguenta mais. Estou no limite de desconforto, com tendinite nos dois ombros, por causa do esforço de dois membros tentarem carregar um corpo inteiro. Será hora de parar de adiar o inevitável e adaptar a vida e a casa à nova realidade? Será hora de quebrar os degraus e construir uma confortável rampa?

As expectativas em relação à minha postura de tentar ou não um novo tratamento são diversas e igualmente fervorosas. Devo, por outras pessoas, independentemente do respectivo empenho emocional e físico, mais uma vez sacrificar o meu já desgastado corpo em busca de uma melhora cada vez mais distante? Ou devo, por mim, dar um basta e adaptar o meu mundo à minha realidade, e parar de sofrer? Estarei assim desistindo de andar por medo, cansaço, preguiça, ou por causa da simples impossibilidade de conseguir?

Só sei que estou confusa e com medo. Preciso tomar uma decisão.

Nunca estive tão certa do meu cansaço frente à vida. Durmo o quanto posso. Nos meus sonhos não tenho dificuldade de me mexer. Nos meus sonhos todos os meus movimentos são possíveis. Todos os dias sofro com o despertar do celular. Mais um dia de muito esforço e dor, de restrição alimentar, pela obrigação moral de emagrecer, e claustro involuntário arquitetônico. Solidão social. O tamanho da minha solidão social é enorme. Restrições arquitetônicas tiram as possibilidades de passeios e afastam os amigos. Não há culpados, mas não há desculpas.

Todas as pessoas, consciente ou inconscientemente, colocam sobre mim uma pressão enorme para continuar andando, continuar lutando para melhorar fisicamente. Em dias como hoje, em que a exaustão toma conta, eu me sinto muito culpada. Parece que sou fraca demais, mesmo sabendo que não sou. Tenho que ponderar e decidir o quanto mais estou disposta a lutar e o quanto vale a pena continuar lutando...

Hoje foi um dia muito especial. Meu marido imprimiu em uma copiadora o diário que escrevi no ano passado. Fiquei tão orgulhosa de vê-lo impresso! Quem sabe ele não possa se tornar o meu primeiro livro? Bom ou ruim. Vendável ou não. Com carinho e amor, escrevi o meu primeiro "autógrafo". A primeira cópia entreguei nas mãos do meu muso inspirador, da luz da minha vida. Estou me sentindo um pouco nua...

Realmente achava que este ano seria mais fácil...

Balanço do dia:

- **Conquista:** primeira impressão do meu possível primeiro livro...
- **Desafios:** ter coragem de mostrar para alguém além do meu marido...
- **Frase do dia:** "Não sei se quero descansar por estar realmente cansada ou se quero descansar para desistir." — Clarice Lispector

19 / 346 dias

Acho impressionante como na vida tudo é um eterno aprendizado. Todos os dias. Estava pensando em como passar as informações e os pedidos para a pessoa designada a ser os meus braços, se há tanto tempo não consigo cuidar nem de mim mesma, quanto mais da casa. Como diria a ela como gosto da minha comida, se há tanto tempo eu não sei o que é cozinhar? Levei duas semanas para arranjar uma saída. Uma honesta e delicada saída. Resolvi me fazer um exercício. Parei, pensei e listei todas as pequenas e grandes coisas que eu faria se não tivesse nenhuma limitação física. Surgiram coisas como: passar água perfumada nos tapetes, almofadas e cortinas uma vez por semana; manter a casa organizada e a louça lavada. Eu teria uma horta com hortelã, boldo, cheiro-verde e cebolinha; eu teria um vaso de flores, umas duas folhagens (sinceramente, acho que uma folhagem só); tomaria chá no inverno e suco no verão; assistiria ao pôr do sol na varanda (apesar de a minha varanda ter deixado de ser acessível há algum tempo); colocaria meus casacos para tomar sol no verão; deixaria a casa sempre arejada.

Quando pensei em comida, e no que faria, surgiram coisas como: teria sempre na geladeira a salada da minha avó (uma seleta de vagem, cenoura, batata — sendo que batata só um pouco, pois a minha avó sempre soube que batata engorda —, tomate, cebola e cheiro-verde); cenoura e abobrinha cozidos; bife acebolado; bolo no final de semana; comeria mais melancia; carne moída com batata frita; comida com pouco óleo, pouca manteiga, pouco sal e pouquíssimo açúcar. Coisas simples e complexas, mas que me dariam prazer, mesmo eu não sendo a agente da ação. Talvez sendo honesta sobre como eu gostaria das coisas é que eu poderei orientá-la. Ou talvez eu esteja completamente errada, e amanhã, ou minutos antes de falar com ela, eu mude completamente de opinião...

Balanço do dia:

- **Conquista:** achar uma saída simples para um problema...
- **Desafios:** todos...
- **Frase do dia:** "Nada é constante neste mundo, senão a inconstância." — Jonathan Swift

Todos falam, mas é tão difícil de aceitar e entender!!!

21 / 344 dias

Hoje ouvi uma entrevista da Monja Coen em que ela dizia que a depressão é uma doença, como um tersol ou uma gripe. Quem já teve uma gripe sabe exatamente quando outra está chegando. Hoje tive essa exata sensação. A depressão está chegando. Estou sem ânimo, triste, irritada, chorona, estourada, descontrolada. Alheia, fria, ausente. Agora cabe a mim descobrir uma forma de sair dessa ladeira. Ela tem razão quando diz que, quando nos conhecemos melhor, de alguma maneira vemos as sombras da doença chegando. Claro que um marido atento e chato também pode soar o alarme. Não saio de casa há quase uma semana...

Algumas ideias retiradas da entrevista: não dá para se livrar da depressão, mas dá para lidar com ela; todos vão morrer, não precisamos adiantar as coisas; é proibido reclamar e resmungar: isso leva à depressão, e se ela já chegou não nos deixa sair dela; Buda tinha depressão, e só conseguiu controlá-la através da meditação; a depressão é perversa, é confortável e ao mesmo tempo insuportável; dá mais trabalho sair dela do que se entregar; escolher os pensamentos gasta energia, mas é possível; e o mais importante que aprendi hoje: a dor existe, mas o sofrimento é opcional.

Hoje encontrei um diário no qual contava sobre um dia muito difícil da minha vida. O dia no qual percebi que a coisa era muito mais séria do que podia imaginar em relação à minha saúde. Aconteceu um pouco antes do transplante de medula. Sempre tive muita confiança no meu neurologista, mas, com a minha constante piora física e emocional, o meu pai quis me levar a um especialista em esclerose múltipla em São Paulo. Quem sabe outra visão, ou mesmo uma confirmação de que o tratamento que eu estava seguindo era realmente a melhor opção. Claro que eu, estando triste, tinha de me afundar mais um pouquinho, né? Gosto de emoções fortes...

Curitiba, 27 de outubro de 2013

Que medo! Estou apavorada por vários motivos. Quinta é a consulta com o médico especialista em São Paulo. O que será que ele vai dizer? Piorou? O meu neurologista errou? A doença ainda vai piorar o meu estado físico? Vai atingir o cognitivo? O meu médico eu conheço, sei quando vou tomar uma bronca ou quando a situação é ruim mesmo. Será que o médico é grosso? Impaciente? Seco ou carinhoso? Estou muito insegura. A esclerose é tão íntima, tão sensível, tão minha. Ela me mostra todos os dias o quanto é poderosa me travando quase que por completo. A minha ansiedade está na boca. É a primeira viagem que faço de bengala e nas distâncias maiores de cadeira de rodas, que eu espero não precisar usar. Como voltarei desta viagem? Estou apavorada! Vou tentar dormir. Ainda temos que chegar a São Paulo.

* * *

Curitiba, 2 de novembro de 2013

Chegamos hoje de São Paulo. O meu marido está trabalhando. Vou contar sobre a viagem. Fomos de avião para São Paulo; como a consulta era no dia seguinte, nós passeamos pela Avenida Paulista e eu e meu marido fomos a uma exposição no Masp. Era uma exposição do neto do Freud. Figuras humanas deformadas. Lembro-me de uma frase que marcou, mais ou menos assim: dois artistas estavam conversando e um diz para o outro que a imagem da pessoa que eles pintam, a que parece deformada, é a imagem real, e aquela que o espelho mostrava não. Ou seja, a imagem que achamos que é verdadeira, real, não é, e sim a imagem deformada que eles pintam. Quem sabe, não é verdade? No dia seguinte, depois de alguns passeios, reunimos os exames médicos e fomos até o consultório. Estávamos muito nervosos, mas disfarçamos bem. Pelo menos estávamos mantendo as aparências. Atrasou um pouco a consulta. Entramos e sentamos. O médico estava muito bem humorado, calmo e sorridente. Adorou o relatório que escrevi contendo o meu histórico médico e as perguntas e dúvidas que eu tinha. Realmente sou muito organizada e me orgulho disso. Depois de ver meus exames começaram as más notícias, disse que não gostou nada das imagens das ressonâncias. Disse que estou com um afinamento na medula, resultado das cicatrizes e diversas áreas com lesões. Explicou os meus sintomas um por um. Achei que fosse loucura da minha cabeça, mas realmente sinto tudo o que sinto. Mesmo já sabendo que sinto o que sinto, tanta gente diz que é emocional, psicossomático, passageiro, só uma impressão, que até eu fico na dúvida às vezes. Disse que na opinião dele eu deveria fazer mais pulsoterapia (aplicações de corticoides intravenosos) e tomar remédios mais fortes. Descartou a gravidez, não apenas para agora — deixou claro o quanto acha que não devo engravidar nunca, por motivos médicos mesmo. Fiquei arrasada, a sala ficou turva na hora. Meu pai e meu marido estavam ouvindo tudo quietos, mas pude ver a tristeza nos olhos do meu marido e isso acabou comigo. Falou que tudo o que eu conseguir recuperar será com corticoides e mesmo assim não havia garantias. Se eu fosse sua paciente cogitaria o transplante de medula. Não sabia dizer quando, mas que a probabilidade seria de eu parar de andar logo. E se eu parasse de andar o funcionamento do resto ficaria prejudicado. Falou que a minha doença estava evoluindo mais rápido que o normal. Nunca ninguém havia sido tão sincero comigo, nem tão sério, nem tão contundente. Claro que o meu neuro já havia me dito algumas destas coisas, mas de uma maneira muito mais suave. Fiquei arrasada. Suas frases, afirmações e constatações acabaram comigo. Saí atordoada da sala. Meu marido e meu pai, talvez para me protegerem, saíram otimistas com os corticoides e com a possibilidade do transplante. Mesmo quietos, dava para ver que cada um dos três estava sofrendo à sua maneira. Eu só queria morrer. Foi assustador ouvir tudo aquilo. Só de lembrar meus olhos se enchem de lágrimas, mas vou tentar continuar escrevendo. Saímos de lá e eu liguei para a minha mãe. Parece que ela entendeu a real gravidade de tudo, ela entendeu a dor de alguém dizer que você não deve engravidar nunca, ela entendeu o meu desespero. Não que eles não tivessem entendido, mas talvez por serem homens e lidarem diferente com as coisas ficaram em silêncio... Como adultos, saímos depois da consulta e fomos a um bar mexicano. Comemos, rimos, bebemos e voltamos a pé para o hotel, eu levemente embriagada... Sei que não foi o jeito correto de lidar com tudo, mas foi o único que dei conta naquele momento. O resto da viagem foi muito bom, com direito a visita ao Aquário de São Paulo, pizza no Bairro Bexiga e passada rápida no Mercado Municipal.

Depois dessa consulta, voltei para Curitiba e conversei com o meu neurologista, que já tinha a mesma opinião do neurologista de São Paulo, e começou o último protocolo exigido antes de poder pleitear o transplante. Uma última possibilidade de melhora. Um remédio que é diluído em soro, tendo que ser administrado em um centro oncológico, com duração de 3 a 4 horas, uma vez por mês. Só uma possibilidade real de efeito adverso, Leucoencefalopatia Multifocal Progressiva (LMP). E a cada dose administrada o risco de ter esta "doença" aumenta. Eu tomei 17 doses... Quase dois anos depois eu me submeti ao transplante de medula...

Estava muito triste e muito culpada por estar de novo entrando em depressão. Estava me sentindo fraca e derrotada. E ainda estava reforçando tudo isso, lendo sobre acontecimentos não tão agradáveis. Só que eu estava errada. Eu deveria estar muito feliz. Deveria estar me sentindo muito poderosa por ter prestado atenção e ter reconhecido a chegada da depressão antes de ela se instalar. Estou evoluindo de alguma maneira. Ou sei lá, também...

Acho que escrever o diário tem sido a minha solitária terapia. Ao ter que escrever sobre cada dia, tenho que me lembrar do que aconteceu, e assim posso passar a limpo pequenos e grandes acontecimentos. Hoje, por exemplo, tive uma explosão de choro e raiva que não tinha há algum tempo. Tão violento que chamou a atenção do meu marido, mas valeu a pena. O sofrimento pela briga me fez refletir, e a meditação fez o resto.

Balanço do dia:

- **Conquista:** reconhecer a chegada da depressão...
- **Desafios:** sair dela...
- **Frase do dia:** "A dor existe, o sofrimento é opcional." — Monja Coen

22 / 343 dias

A depressão chegou com todas as suas armas e armadilhas. Raciocínio confuso. Fome, mas não uma simples fome, comeu e pronto: é uma fome tipo saco sem fundo. Não importa o que ou quanto comer, a fome não passa. Ansiedade generalizada. Taquicardia. Medo. Irritação. Impaciência. Choro fácil.

Hoje, durante a fisioterapia, senti muita dor, muita mesmo. Cada manobra e exercício foram executados beirando o esforço impossível. Como posso sonhar com melhora se meu corpo está tão exausto e dolorido com o mínimo?

Pensei muito sobre arriscar e tentar dominar a depressão sem remédios, ou entrar em contato com a psiquiatra e pedir socorro. Não consigo chegar a uma decisão sensata. Devo, através de meditação, autocontrole e paciência, esperar melhora? Penso que, como um descontrole imunológico pode resultar em cistite, um descontrole emocional pode resultar em depressão, ou não...

Tudo bem que ontem aprendi que o sofrimento é opcional, mas ainda estou procurando o botão que desabilitará essa opção. Ainda estou sofrendo muito.

Ainda não consegui comprar nada para as adaptações aqui em casa.

Ainda não consegui sair de casa.

Balanço do dia:

- **Conquista:** não desmarcar a fisioterapia...
- **Desafios:** muitos...

• **Frase do dia:** "Antidepressivos tratam a dor da depressão, mas não curam o sentimento de culpa e nem tratam a angústia da solidão." — Augusto Cury

Acho que encontrei a minha resposta.

24 / 341 dias

Fui à terapia. Entreguei uma cópia do "Diário do primeiro ano do resto da minha vida" para ela. Gostaria que ela lesse e tentasse entender o que se passa dentro da minha cabeça, até porque eu mesma muitas vezes não entendo. Ela será a primeira pessoa a ler uma obra completa minha, além do meu marido. Sempre mostrei pedaços, mas só pedaços. Eu não sei direito o que esperar. Não sei direito o que sentir.

Descobri que a minha depressão pode ser apenas uma grande tristeza. Tristeza por todas as perdas físicas dos últimos tempos. Tristeza por ter que encarar novos desafios. Tristeza profunda...

Agora, novidade mesmo foi o susto que eu levei ao ler com atenção sobre os quatro cavalos que ilustraram um dos ensinamentos de Buda. O primeiro cavalo é excelente, e a simples sombra do chicote o faz entender e reagir de acordo com o que se espera dele; o segundo é bom, o simples toque do chicote o faz tomar a atitude correta; o terceiro é ruim, a chicotada precisa ser um pouco mais forte para que ele se mexa; o quarto é péssimo, o chicote precisa rasgar a carne para que ele entenda... As pessoas são como os cavalos. Algumas aprendem só de ouvir falar, outras precisam de um simples exemplo, outras precisam que pessoas próximas sofram muito para que entendam, mas as xucras precisam sofrer na carne para aprender.

Aprender a dar valor à vida, aprender a escolher não sofrer, aprender a não se deixar enganar pelas aparências, aprender a ser sábio... Não preciso nem dizer qual cavalo eu sou, não é? E eu que me julgava tão inteligente...

Não quero tecer grandes dissertações sobre isso, muito menos sofrer, mas que me surpreendeu, surpreendeu, isso para não falar bobagem...

Resolvi, por via das dúvidas, começar a me mexer. Li uma das histórias de Buda e decidi que de vez em quando, sem datas ou previsões, vou colocar em prática, ou pelo menos me esforçar bastante para colocar em prática um ensinamento específico. Aleatoriamente selecionei a história "O presente devolvido". Essa história tem a seguinte premissa: se eu te dou um presente e você não o aceita, de quem seria o presente? Se uma pessoa me insulta, me inunda com a sua raiva e eu não aceito, tudo isso volta para ela. Pelo jeito comecei com uma bem difícil, mas se conseguir não aceitar provocação em apenas algumas das vezes, já estarei bem satisfeita. Agora é colocar a mão na massa. Preciso manter a minha calma e serenidade mesmo se for provocada.

Desde o ano passado, quando descobri no budismo uma possibilidade de filosofia de vida, eu venho estudando o assunto. Tenho aprendido muito desde então.

Balanço do dia:

- **Conquista:** começar a entender...
- **Desafios:** só começaram...
- **Frase do dia:** "Guardar ressentimento é como tomar veneno e esperar que a outra pessoa morra." — Autor desconhecido

26 / 339 dias

Ontem consegui evitar muita discussão com o que aprendi com a história de Buda. Meu marido estava muito estressado e quis arranjar briga o dia todo. Foi muito difícil não cair nas provocações, afinal, ele sabe como cutucar; mas me saí muito bem. Para um primeiro dia, estou bem satisfeita.

Ainda não consegui engatar em um exercício físico. Em minha defesa, só tenho a dizer que as dores nos ombros estão me matando. Mesmo tomando remédio a dor diminui muito pouco. Isso tem me deixado muito irritada. Dor, ninguém merece.

A alimentação continua boa, no sentido de comida saudável, mas a quantidade continua muito exagerada. Preciso me pesar logo. Infelizmente acho que engordei um pouco...

Já marquei a consulta com o neurologista, agora é ter um pouco de paciência.

O ruim de se expor em um livro e o seu marido ler é que tudo pode e será usado contra você. Imagina quando outras pessoas lerem...

Balanço do dia:

- **Conquista:** não aceitar tomar o veneno...
- **Desafios:** voltar a controlar a alimentação...
- **Frase do dia:** "Todo mundo é capaz de dominar uma dor, exceto quem a sente." — William Shakespeare

Tão verdade!!!

29 / 336 dias

Estou há mais ou menos um mês com dor nos dois ombros. Para mim, que dependo completamente dos braços para me locomover, é um verdadeiro pesadelo. Uso os braços para sentar, levantar, andar, comer, me virar na cama, viver... Com dor, todas essas atividades, que já eram difíceis, passam a ser evitadas, e eu fico extremamente triste, extremamente parada e extremamente apagada...

Hoje, para qualquer passeio, preciso de ajuda para me trocar, me arrumar, passar perfume, cadeira de rodas desde a saída do apartamento, preocupação com a acessibilidade, e na volta, banho e pijama... Por que será que evito sair? Olha só o trabalho que eu dou!

Preciso tomar uma decisão. Quero ou não viver?

Depois de meditar um pouco, apareceu uma ideia na minha cabeça. Meu marido sempre fala que tudo o que eu preciso não é trabalho, que ele faz com carinho e que adora sair comigo. Por que não consigo simplesmente acreditar nele e deixar de pensar no trabalho que dou e começar a me concentrar em melhorar o prazer da minha companhia?

Preciso mudar a minha postura. Chega de esperar que o outro adivinhe o que eu quero. Vou começar a pedir ajuda, e principalmente deixar que me ajudem sem culpa.

Balanço do dia:

- **Conquista:** mais uma lição...
- **Desafios:** colocá-la em prática...
- **Frase do dia:** "...sem você a vida não continua..." — Marília Mendonça

Simples assim...

31 / 334 dias

Este ano promete ser tanto ou mais importante do que o anterior.

Eu achava que todo o ano passado tinha sido vivido e compreendido em sua totalidade. Achava que, por ter sido eternizado em palavras e concretizado em folhas de papel, se tornaria automaticamente conteúdo aprendido. Que, depois de escrito e finalizado, poderia ser arquivado...

Achava também que, por ser uma pessoa inteligente e capaz — quer dizer, depois da história dos cavalos eu tenho as minhas dúvidas sobre a inteligência... Enfim, mas pelo menos por ser capaz, todas as descobertas e todas as respostas que eu obtivera o ano passado poderiam ser acessadas de maneira automática. Que qualquer problema ou vivência minimamente parecidos com os que tive dariam início a respostas físicas, orgânicas e emocionais evoluídas e maduras...

Achei que, por ter domado a minha alimentação com tanta propriedade, poderia parar de prestar atenção e me dar ao luxo de algumas regalias alimentares... Achei que, não falando sobre novas dores e escondendo as minhas dificuldades, eu estaria poupando o meu marido de mais trabalho e mais sofrimento...

Eu estava completamente errada.

Meu marido deixou bem claro que cada dia que eu desisto um pouco de melhorar eu o deixo mais triste e impotente. Disse que tudo bem se eu nunca mais conseguir voltar a andar normalmente, mas que eu deveria continuar me esforçando ou buscando opções. Caso não seja só por mim, que seja um pouco por ele. Disse que quando desmarco a fisioterapia, ou quando fico dias sem sair de casa, ele também sofre.

Depois de cair na real, cheguei destruída, derrubada, ferida, assustada, confusa e envergonhada ao consultório da minha psicóloga. Como pude ser tão burra? Como pude ser tão cega?...

Saí de lá com mais lições. Eu realmente não sabia que ao cansar de tentar e me esforçar eu o deixava tão triste. Aprendi também que os padrões alimentares e os prazeres da carne são impiedosos. O meu padrão ainda é exagerar na comida e fazer escolhas erradas. Toda a mudança é muito recente e ainda não está internalizada o suficiente para se tornar automática.

O diário fez com que eu tivesse de me responsabilizar pelo que penso, sinto e faço no momento em que se tornou conhecido do meu marido, e passível de interpretações e julgamentos. Tirou o meu poder de argumentação frágil e exigiu uma postura ativa e ética na vida, principalmente em relação ao meu tratamento. Ele agora tem provas de que eu sou capaz...

Não posso mais me acovardar. Não lutarei mais só por mim...

Balanço do dia:

- **Conquista:** tomar consciência...
- **Desafios:** não posso mais dizer que não sabia...
- **Frase do dia:** "Errar é humano, já persistir no erro é a renúncia do compromisso feito com Deus em superar nossas falhas, jogando nosso sofrimento ao tempo." — Semeando Frases (www.pensador.com.br).

32 / 333 dias

A consulta com o neurologista foi bem intensa. Depois de ouvir todas as novidades e de me ver tão debilitada fisicamente, ele se mostrou um pouco sem esperança. Tive muita dificuldade pra chegar ao consultório. Estou tão sem músculos nas pernas que quase não consegui ficar em pé. Agora o que mais me impactou é a notícia de que estou perdendo fibras nervosas e massa cerebral com certa velocidade, sequelas da esclerose múltipla. Apesar de não estar mais tendo surtos e ataques fulminantes à bainha de mielina dos meus neurônios, as fibras nervosas estão ficando finas e menos eficientes, e o volume cerebral está diminuindo. Todas as pessoas têm essa perda com o passar do tempo, mas, por causa da esclerose, em mim essa perda é mais rápida e constante. Em pessoas normais essa atrofia cerebral é de cerca de 0,1 a 0,5% ao ano a partir dos vinte anos de idade. Em pessoas com esclerose múltipla, ativa ou não, a perda é de cerca de 0,5 a 1,3% ao ano, dependendo da gravidade e do tipo. Essa perda causa mais fadiga, aumenta a dificuldade de deambular, aumenta o dano cognitivo, causa uma dificuldade cada vez maior para os impulsos nervosos chegarem aonde é necessário, e muitos outros sintomas...

Acho que não devo buscar novos tratamentos na esperança de voltar a andar com bengala ou mesmo de andador. Acho que devo me esforçar para não piorar e continuar com as minhas pequenas e primordiais liberdades, como tomar banho sozinha, mesmo que sentada, fazer a higiene pessoal e continuar com a minha cognição intacta o máximo de tempo que eu conseguir...

Balanço do dia:

- **Conquista:** ...
- **Desafios:** todos ...
- **Frase do dia:** ...

33 / 332 dias

Desde que tomei consciência do quanto sou responsável pela minha vida e pela vida de quem eu amo, estou tomando algumas atitudes. Hoje, apesar de estar sem vontade nenhuma de sair de casa, eu me arrumei e fui dar uma volta com o meu marido. Dia lindo de sol. Confesso que o esforço foi maior do que o prazer, e na volta estava exausta e um pouco mal-humorada. Espero que com o tempo e a prática o desconforto vá diminuindo.

Também estou mais responsável com o que como. Prefiro recusar o prazer imediato de um doce pela paz de espírito de não comê-lo. Além disso, estou levando os meus remédios mais a sério e já marquei consulta com um ortopedista especialista em ombro.

Alguma coisa mudou drasticamente na minha cabeça. Como algo muito impactante que eu vi e que não existe nenhuma maneira possível de me fazer esquecer. É muito incômodo e inquietante. Não consigo mais comer ou fazer alguma coisa que no fundo eu saiba que não é certo — simplesmente não consigo.

Balanço do dia:

- **Conquista:** não surtar...
- **Desafios:** não surtar...

• **Frase do dia:** "Preocupe-se mais com a sua consciência do que com sua reputação. Porque sua consciência é o que você é, e a sua reputação é o que os outros pensam de você. E o que os outros pensam é problema deles." — John Wooden

37 / 328 dias

Realmente alguma coisa mudou radicalmente na minha cabeça. Principalmente em relação à alimentação. Não sinto a mínima vontade de comer coisas que não são saudáveis, e se sinto vontade não tenho coragem de comer mais que uma porção. Ontem meu marido comprou uma lata de batata frita. Eu adorava esse tipo de batata frita, mas forçando bastante consegui comer quatro unidades. Sim, quatro unidades. Achei muito salgada, muito sem graça, e que não valia as calorias que tinha... É MOLE?! Não estou me reconhecendo...

Faz quatro dias que estou levando a minha alimentação super a sério. Reduzi bastante o carboidrato e estou comendo bastante proteína. Os únicos carboidratos que não consigo tirar são as frutas, que compõem 80% do meu jantar. Fora isso, estou bem controlada. Mas não quero criar expectativas...

Fiz um trato comigo mesma de que iria sair de casa todos os dias, nem que fosse um pouquinho. Mesmo com sol, mesmo com chuva, mesmo sem vontade, mesmo com fadiga... Quero que meu marido sinta orgulho de mim e sinta que estou me esforçando. Estou fazendo gelo nos ombros e alongamento ou exercício sempre que posso.

Sinto que não consigo fazer coisas que não me façam bem. Parece que a consciência chegou para botar ordem na casa. A responsabilidade sobre o que faço ou deixo de fazer chegou e se instalou...

Balanço do dia:

- **Conquista:** ter responsabilidade...
- **Desafios:** ter responsabilidade...
- **Frase do dia:** "Justificar tragédias como 'vontade divina' tira da gente a responsabilidade por nossas escolhas." — Umberto Eco

39 / 326 dias

Hoje algumas coisas merecem registro. Uma é a volta do calor. Meu corpo parece ser completamente alérgico a ele. Meus músculos parecem gelatina, e ao mesmo tempo se enrijecem com espasmos. A fadiga se torna constante e o sono é intenso. Sempre que começa o calor é a mesma coisa, minha memória me trai e os sintomas se apresentam cada vez mais intensos. Um pensamento insiste em aparecer também: neste ano eu não sobrevivo ao calor...

Outra coisa é o meu retorno ao aplicativo de contagem de calorias. O ano passado ele foi fundamental no meu sucesso na reeducação alimentar. Alertando e registrando cada alimento que como, ele me mantém na linha. Continuo tendo as minhas rixas com ele, sempre acho que ele é injusto e cruel, mas necessário com certeza é.

A dor nos ombros continua, e apesar do gelo e do cuidado ela não sossega muito. Cada movimento, cada ação é seguido de desconforto e careta.

Continuo tentando me manter ativa e otimista, mas de noite, quando tento virar meus 86,6 kg de lado, sendo castigada pelo calor, a tristeza e o derrotismo surgem avassaladores. Sinto-me obesa, inválida, sem esperança...

Continuo com os exercícios e consciente da minha responsabilidade ativa, apesar de tudo... Só gostaria que não fosse tão difícil...

Balanço do dia:

- **Conquista:** continuar...
- **Desafios:** continuar...
- **Frase do dia:** "Não é difícil morrer nesta vida: Viver é muito mais difícil." — Vladimir Maiakóvski

Sem sombra de dúvida!!!

41 / 324 dias

Assisti ao filme "Doutor Estranho". Ainda estou impactada com as ideias e as informações contidas no filme. Já vi duas vezes em vinte e quatro horas. Ainda o estou absorvendo...

Cansei de tentar ser... Preciso ser para começar a tentar ser... Caso isso faça algum sentido...

Preciso de um guia espiritual...

Caramba, procurar e achar sinais e respostas em um filme de super-herói é o cumulo do "estar procurando sinais", kkkkkkkk, mas é o que tem para hoje!!!

Balanço do dia:

- **Conquista:** me rebelar...
- **Desafios:** conseguir mudar...
- **Frase do dia:** "O que é necessário para mudar uma pessoa é mudar sua consciência de si mesma." — Abraham Maslow

43 / 322 dias

Hoje me pesei. Emagreci um quilo e trezentos gramas. Estou pesando 85,3 kg. Estou muito feliz, pois até bombom de morango eu comi nestes dias! Com o aplicativo de contagem de calorias, estou me sentindo mais segura e empolgada, pois ao digitar e contabilizar os alimentos e suas calorias eu consigo equalizar entre as refeições e fechar o dia dentro da meta.

Balanço do dia:

- **Conquista:** menos 1,3 kg...
- **Desafios:** faltam muitos...
- **Frase do dia:** estou com preguiça...

45 / 320 dias

A VIDA SEM DOR É MARAVILHOSA.

Fui ao médico e ele confirmou a tendinite, me medicou e pediu ressonância nos dois ombros, mas já me prescreveu injeção e remédio para dor. Só o fato de a dor ter sumido já é uma notícia maravilhosa, agora é só esperar o resultado dos exames.

Estou tomando dois novos remédios, o Mantidam, para diminuir a fadiga, e o Fampyra, para melhorar a transmissão dos neurônios. Estou sentindo uma melhora muito grande, tanto no ânimo e na energia quanto na mobilidade e na coordenação motora. Uma ótima notícia, com certeza, mas os remédios não são nada baratos. Por enquanto estou fazendo testes com amostras grátis...

Estou me sentindo muito bem. Tudo está indo muito bem.

Balanço do dia:

- **Conquista:** melhora física e mental...
- **Desafios:** continuar melhorando...
- **Frase do dia:** "Sim, eu mudei. A dor faz isso com as pessoas." — Autor desconhecido

47 / 318 dias

Maldito e bendito "Diário do primeiro ano do resto da minha vida"...

Responsabilidade. Foi esse o presente maldito e bendito que o Diário me deu. Um presente com o qual agora tenho de aprender a lidar e aprender a conviver. Sem nenhuma chance de devolução. Responsabilidade em relação a mim. Apenas a mim. Para falar a verdade, até que tem chance de devolução, mas ao fazê-lo estaria desdenhando da dádiva da sobrevivência em todos os sentidos. O verdadeiro porquê de ter sido escolhida, entre outros milhares de seres humanos, a continuar viva. Ter consciência de que qualquer decisão pode impactar não só a minha vida requer uma dose extra de atenção.

Apesar de ter sobrevivido, apesar de ter aprendido, apesar de ter de volta o dom da vida, apesar de ser considerada uma pessoa forte, a vida não ficou mais fácil e nem mais feliz. Eu sou o tempo todo testada pela vida, pelos outros, pelos amigos e pelos inimigos, pelo cosmo, por mim. Testada. Julgada. Questionada. Indagada.

Quando decidi escrever o Diário e ser sincera quanto a tudo o que sentia e o que eu fazia, e decidi ousar questionar o porquê de tudo, eu não imaginava que a vida pudesse me responder. E o pior, que eu sobreviveria aos desafios impostos para chegar até essa resposta. Fui encarando cada desafio. Fui sobrevivendo a cada etapa. Fui vencendo cada partida. Decidi não desistir. Encontrei a resposta.

Encarei a viagem de tentar me conhecer melhor, de tentar melhorar como pessoa. O desafio de mudar. Mudar hábitos. Mudar comportamentos. Sair do cruelmente confortável padrão social, familiar, comportamental, fatalista, castrador, sabotador, atador, sufocador, do fora em relação ao dentro.

Quando comecei a meditar, quando controlei a minha alimentação, quando decidi tomar as rédeas da minha vida, provei que, sim, é possível! E ganhei a responsabilidade como presente.

Às vezes me sinto, ao escrever este novo diário, escrevendo sobre o dia depois de "viveram felizes para sempre" do livro anterior. É como se eu tivesse que dar satisfação e me prestar contas de tudo o que fiz e de tudo o que vivi. Como se a vida estivesse cobrando todos os ensinamentos e questionando sobre o que fiz com tudo. Pego-me relendo a lista das páginas finais do livro e refletindo se internalizei tudo mesmo. Por que não parei no primeiro diário? Tudo seria tão mais fácil! Cada um imaginaria a continuação como quisesse e eu ficaria livre da responsabilidade de ter vivido para contar...

A responsabilidade é boa. A responsabilidade é ruim. Ser responsável é arcar com as consequências de nossos atos. Quando escrevi fui fiel a mim. Não busquei o politicamente correto. Não pensei no socialmente aceito. Não me protegi de nenhum perigo. Nua, percorri a jornada.

Hoje pago o preço de honrar cada parágrafo, frase ou palavra. Não só frente aos outros, mas principalmente frente a mim.

Todas as pequenas batalhas da minha vida. Tudo o que conquistei. Tudo o que perdi. Tudo o que fiz. Tudo o que pensei. Tudo o que senti. Tudo o que aprendi. Tudo o que vivi.

Responsabilidade em existir.

Responsabilidade liberta, mas também, quase que ao mesmo tempo, responsabilidade aprisiona.

Não dá mais para alegar desconhecimento, ignorância, fraqueza... Desculpas não são mais toleradas...

Saber que eu sou responsável por tudo aquilo que sou e por tudo aquilo que penso e faço é a resposta para a existência. O motivo de eu estar viva. O motivo que respondeu e deu significado. Uma dádiva e um infortúnio.

Apesar de tudo. Apesar de nada.

Caso eu deseje devolver este presente. Caso eu deseje esquecer e queimar tantos ensinamentos. Caso eu deseje desistir e retornar aos velhos hábitos, às velhas desculpas, aos velhos comportamentos, devo renunciar à vida. É simples assim. Responsabilidade se tornou a minha religião, uma obrigação moral.

Responsabilidade é o preço da consciência. Ao buscar Deus, encontrei e desenvolvi a consciência. Ao encontrar um pouco de consciência, ganhei e aprendi responsabilidade.

Balanço do dia:

- **Conquista:** responsabilidade...
- **Desafios:** ...
- **Frase do dia:** "Justificar tragédias como 'vontade divina' tira da gente a responsabilidade por nossas escolhas." — Umberto Eco

(Repetida, sim, hoje e sempre.)

49 / 317 dias

O fato de mudar gera uma sucessão de pequenos tremores que incomodam todos ao redor. É incrível como todos se assustam e se tornam arredios e "violentos". A nossa vida nos pertence, desde que sigamos a cartilha que esperam da gente. Isso é tão frustrante...

Balanço do dia:

- **Conquista:** não me acabar de comer...
- **Desafios:** lidar com a frustração de maneira saudável...
- **Frase do dia:** ...

53 / 312 dias

Preto e branco

Talvez ainda seja difícil
Ver o Mundo colorido
O simples e conhecido
Faz mais sentido

Na ausência da cor
A beleza transcende
Na forma ou na estampa
No olho ou no olhar

Na estrutura o racional
No fluxo o emocional
O cérebro registra a imagem
A alma registra a paisagem

Fácil de entender
Difícil de compreender
A beleza efêmera do todo
Frente à certeza do não permanecer.

Patrícia Fernandes

Balanço do dia:

- **Conquista:** manter uma baixa expectativa...
- **Desafios:** ainda é expectativa...
- **Frase do dia:** "Excesso de expectativa é o caminho mais curto para a frustração." — Martha Medeiros

55 / 311 dias

Vamos ser sinceros por um minuto. Dispenso seus comentários, Mundo.

O fato do "Fato" existir ou ter acontecido não te dá o direito de dizer NADA; pensar é problema seu. Os Fatos da minha vida são só meus. A opinião alheia me causou: compulsão alimentar; ansiedade; depressão; fome; tristeza; insônia; inquietação; irritação; insatisfação; falta de autoestima; vontade de morrer; raiva; vergonha; vazio existencial...

Não quero mais a sua opinião, simples assim...

Balanço do dia:

- **Conquista:** dar um basta...
- **Desafios:** talvez não seja tão simples...
- **Frase do dia:** "Podemos escolher recuar em direção à segurança ou avançar em direção ao crescimento. A opção pelo crescimento tem que ser feita repetidas vezes. E o medo tem que ser superado a cada momento." — Abraham Maslow

Precisava ser tão difícil???

57 / 308 dias

Parece brincadeira, mas eliminei mais um quilo exato. Estou pesando 84,3 quilos. Estou muito feliz por ter baixado dos 85. Em 57 dias eu eliminei dois quilos. O problema é que acabei perdendo um pouco de massa magra, e agora tenho de ingerir um pouco mais de proteína durante as refeições. Quer dizer, não é um problema, é só uma adaptação. Vida que segue...

Balanço do dia:

- **Conquista:** menos um quilo...
- **Desafios:** faltam alguns quilos...
- **Frase do dia:** "Daqui a um ano você vai desejar ter começado hoje." — Autor desconhecido

61 / 304 dias

Hoje foi o primeiro grande desafio de final de ano. O aniversário do meu irmão. Pela primeira vez em muito tempo saí sem o meu marido. Minha irmã, meu cunhado e minha sobrinha ficaram responsáveis por mim. É muito estranho. Parece que falta um pedaço de mim. Mas foi tudo muito bom. Tomei água durante toda a festa. Sem nenhum problema. Também comi alguns salgadinhos, alguns docinhos e um pedaço de bolo pequeno. Sem exageros, sem bebida alcoólica, sem overdose de comida. Fiquei muito orgulhosa de mim.

Estou bem menos enlouquecida e obcecada, então não contei o número de salgados que eu comi nem fiz um relatório pós-festa. Acho que é uma evolução...

Balanço do dia:

- **Conquista:** sair ilesa de uma festa e não contar cada coisa que comi para me açoitar depois...
- **Desafios:** ainda faltam algumas...
- **Frase do dia:** ...

63 / 302 dias

Segunda festa de final de ano, festa dos amigos da confraria. Confraternização com os amigos com muita risada, muita conversa e comida boa. Tarde deliciosa. Pôr do sol magnífico.

Criamos a melhor sobremesa de todos os tempos, mas a receita é um segredo de Estado!

De novo estou de parabéns. Tomei muita água com laranja e hortelã, poucas bruschettas e uma porção pequena de sobremesa. Fiquei dentro das 1200 calorias e mesmo assim fiquei bem satisfeita. Ponto para mim.

Quando eles foram embora sobrou doce de leite, paçoquinha, pães e queijos, mas mesmo assim não repeti nenhum deles.

Balanço do dia:

- **Conquista:** ficar dentro da meta das calorias...
- **Desafios:** faltam mais duas festas...
- **Frase do dia:** ...

65 / 300 dias

Comecei um curso sobre Zen Budismo a distância hoje. O curso é oferecido pela Comunidade Zen Budista Zendo

Brasil, Templo Tenzui Zenji, que é "comandado" pela Monja Coen.

Estou me sentindo muito bem.

Balanço do dia:

- **Conquista:** iniciei o curso que devo completar no decorrer deste ano...
- **Desafios:** terminar o curso...
- **Frases do dia:** "O segredo da saúde mental e corporal está em não se lamentar pelo passado, não se preocupar com o futuro, nem se adiantar aos problemas, mas viver sábia e seriamente o presente." — Buda

"O que somos é consequência do que pensamos." — Buda

69 / 396 dias

O primeiro almoço de família de Natal foi muito bom, pelo menos no final. Apesar de toda a minha tentativa de controle e equilíbrio, acabei bebendo e comendo um pouco demais. O descontrole foi resultado da aparente indiferença frente às minhas vitórias, fruto da minha errada percepção e da minha desesperada busca por aprovação sempre. O resultado disso foi um mal-estar generalizado que culminou numa noite muito mal dormida. Com direito a calorões, banho às 3:30h da manhã e muito mal-estar.

Não sei por que a opinião dos outros sobre a minha vida ainda é tão importante. Ainda balizo o tamanho das minhas conquistas pelas reações alheias. Por mais que eu esteja segura e evoluindo, ainda espero reconhecimento, e quando esse não vem como eu acho que deveria, eu me sinto mal. Estou cansada disso. Parece que se eu não recebo um "agrado", seja um parabéns, um sorriso, um incentivo, um elogio, qualquer coisa, não fiz nada significativo. Estou sempre buscando aprovação. Isso é muito ruim. Deveria ser mais segura, mais autossuficiente emocionalmente. Essa insegurança me enlouquece desde sempre. Na hora em que eu deixava de receber elogios ou que não conseguia me destacar em algo que estava fazendo, eu surtava e abandonava. Sempre quis fazer parte, ser importante, ser especial. O medo de ser rejeitada ou abandonada simplesmente me paralisava ou me fazia ter crises horríveis de depressão ou raiva. Pensei que, mais velha, isso iria passar, que a maturidade me traria a autoestima necessária. Que ledo engano...

Apesar disso o almoço foi gostoso, "tranquilo", trocamos presentes e nos divertimos...

No dia seguinte voltei a ter controle sobre mim mesma. Apesar da comida mais pesada, as quantidades foram menores, e acabei dentro do limite diário de calorias.

Falta muita concentração e equilíbrio para que esses tipos de tropeços não aconteçam, mas, apesar disso, já me perdoei — bola pra frente. Agora é se concentrar para a próxima semana, a fatídica e importante noite de Natal.

Balanço do dia:

- **Conquista:** ter mantido o controle emocional...
- **Desafios:** continuar mantendo o controle emocional...
- **Frase do dia:** "...estou procurando, estou procurando. Estou tentando me entender. Tentando dar a alguém o que vivi e não sei a quem, mas não quero ficar com o que

vivi. Não sei o que fazer do que vivi, tenho medo dessa desorganização profunda." — Clarice Lispector

Ela me traduz como ninguém...

73 / 292 dias

Estava tudo indo muito bem. Pelo menos era isso o que eu pensava e sentia até ser abatida por sentimentos de raiva, tristeza e desconforto que tiraram completamente o meu equilíbrio. Nem o budismo e a meditação conseguiram dar conta de tanta insatisfação.

Depois de três dias derrubada e perdida, e de uma conversa difícil com o meu marido, juntei os meus pedaços e fui à terapia. Lá descobri que ainda estou muito longe de uma evolução emocional concreta. Caí porque busquei em outras pessoas aprovação e gratificação por conquistas minhas, como o meu emagrecimento, a minha evolução pessoal, a minha organização mental, o meu controle alimentar. Caí porque esperei aplausos. Caí porque deixei-me invadir por frustrações, sofrimentos e sentimentos negativos que já não me pertencem. Deixei com que meu superego me espezinhasse e dissesse que as minhas conquistas eram pequenas. Coloquei novamente no outro o poder de dizer o quanto valiam as minhas conquistas. Tive outra crise de raiva, fiquei triste, chorei muito.

CHEGA!

O ano passado foi muito difícil. Um ano de quebra de rotinas físicas e mentais. Um ano de mudanças. Cada quilo eliminado representou dias de renúncias e superações muito dolorosas. Cada remédio controlado que foi sendo retirado representou um fortalecimento emocional considerável.

Parar de fumar foi muito difícil. E eu conquistei tudo isso. Parabéns para mim, sim. Eu mereço um dez. Não interessa o que os outros ou o meu superego achem.

Nesta época do ano as tradições familiares físicas e mentais ficam rondando e tentando fazer com que antigos hábitos retornem. Não os quero mais. Não posso permitir que me invadam nem por um segundo. Devo isso a mim. Devo isso ao meu marido, que percorreu todo o calvário ao meu lado.

Continuando a falar sobre a minha vida e as minhas conquistas neste ano, tenho algumas coisas para atualizar por aqui.

A primeira coisa é que o meu corpo está precisando urgentemente de intervenção. Estou perdendo muita massa magra e consequentemente a força. Minhas pernas estão cada dia mais fracas, e levantar tem sido um martírio. Tenho ficado cada dia mais debilitada...

Outra coisa é que os novos remédios ajudaram muito no meu cotidiano. Muitos ganhos de coordenação e estabilidade, e muitos outros em relação à fadiga. Agora é entrar na justiça e tentar conseguir o Fampyra judicialmente, já que é um remédio muito caro e não temos condições de manter o tratamento.

Uma curiosidade é que eu e meu marido estamos com uma alimentação tão boa e saudável, que quando resolvemos comer cada um duas fatias de chocotone tivemos um calorão e uma indigestão dignos de registro. É tão engraçada a força que a tradição norte-americana exerce sobre o Brasil! Estamos em pleno verão e temos a tradição de comer panetone, um alimento extremamente pesado e gorduroso. Como somos bestas...

Balanço do dia:

- **Conquista:** comer sem culpa novamente...
- **Desafios:** continuar comendo sem culpa...
- **Frase do dia:** "Os verdadeiros analfabetos são os que aprenderam a ler e não leem." — Mario Quintana

Sinto-me uma completa analfabeta emocional...

75 / 290 dias

Ontem foi uma noite maravilhosa. Uma verdadeira noite de Natal para mim. Eu e meu marido fomos a uma loja comprar um enfeite para nossa casa. Uma frase em metal: Made with Love. Retornamos para casa e estava tudo arrumadinho, cheiroso e limpinho. Tomamos uma cerveja na varanda. Sim, na varanda. Com muito esforço, mas focada em aproveitar cada pedacinho da minha casa, eu fui até lá, e depois assistimos filme comendo pipoca. À noite, enquanto ele colocava fita dupla face na frase de metal, eu assistia ao show de Natal do Roberto Carlos (sim, podem zoar, gosto de ouvir Roberto Carlos...) com o Zeus, nosso cachorro, no colo. Detalhe: não sei o que vou fazer quando ele morrer... Roberto Carlos, desde que eu me conheço por gente, assisto o seu show de final de ano. Na casa da minha avó, nas cidades onde morei, onde quer que eu estivesse, me sentia um pouquinho em casa durante o show... Apesar de o show neste ano ter sido bem chato, sem emoção e sem graça.

Atrás do meu marido as luzes de Natal piscavam em volta do espelho. Um clima de paz, de amor, de carinho e de cumplicidade. Coroada pela instalação deste novo mantra da nossa casa na parede em cima do armário da cozinha. Momentos que valem uma vida. Momentos que justificam uma vida. Na minha cabeça os flashes de todas as batalhas, todos os sofrimentos, todas as adaptações e todas as renúncias que me trouxeram até este lugar, até este momento.

Sim, a felicidade é resultado de muita busca e muito trabalho. Estar equilibrada e tranquila o suficiente para reconhecer e curtir o momento. Estar com o orçamento em dia para se dar ao luxo de comprar um objeto de decoração. Estar com o relacionamento maduro para cada um estar fazendo uma coisa diferente e juntos estarmos em comunhão. Estar com as obrigações em dia para na véspera de Natal não ter mais nada para fazer. E como vale a pena!!!

Balanço do dia:

- **Conquista:** reconhecer e usufruir a felicidade, depois da terapia, claro...
- **Desafios:** continuar evoluindo...
- **Frase do dia:** "Felicidade é a certeza de que a nossa vida não está se passando inutilmente." — Erico Verissimo

76 / 289 dias

De vez em quando bate um desespero, uma sensação de impotência frente à lenta perda de peso que quase me desanima. Sei o quanto isso é saudável e o quanto isso faz com que o meu organismo se acostume com o novo peso e não sofra e nem volte a engordar... Mas, às vezes, é devagar demais...

Além da minha percepção dessa lentidão, algumas pessoas ao meu redor também desdenham dos resultados até agora obtidos. Isso torna a caminhada ainda mais difícil...

Nesta época de Natal e de comilanças vejo o quanto a minha alimentação já mudou. Ao mesmo tempo me vejo novamente cercada por todas as variações do meu vício. Claro que muita coisa eu consigo evitar, mas mesmo assim, muita coisa eu acabo comendo. Principalmente doces, chocolates e bolos... Tento compensar nas quantidades e no espaçamento entre as refeições, mas não é fácil. Espero que este final de ano cause o menor impacto possível na balança. Espero também que na primeira semana de janeiro, semana de desintoxicação, o sofrimento não seja tão grande como foi no ano passado...

Balanço do dia:

- **Conquista:** entrar em contato com o vício, mas não ter overdose...
- **Desafios:** manter a integridade...
- **Frase do dia:** "A virtude consiste não só em abster-se do vício, mas também em não o desejar." — George Bernard Shaw

Uma frase bem simples, só que não...

77 / 288 dias

Noite de Natal. Finalmente a noite de Natal. O jantar na casa da minha irmã foi muito gostoso. Família reunida com muito humor, muito amor e muita compreensão. Sei que comi muito mais do que deveria, abusei dos doces, abusei das comidas, tudo culpa da minha irmã, que cozinha tão bem... Para falar a verdade, meu marido falou que foi só impressão minha que eu comi muito — que eu comi pouco e controladamente. Talvez por eu não saber direito a diferença entre cheia e satisfeita é que eu tenha feito confusão.

Realmente sei que não comi demais, então por que faço isso comigo? Por que me deixo culpada quando sei que não sou? Nada de álcool. Mesmo assim, estou feliz de que já tenha acabado. No almoço do dia 25 acabei com o resto das guloseimas de casa. Então, a partir de amanhã é voltar para a alimentação saudável. Espero realmente que o estrago não tenha sido muito grande. No meu rosto estão as marcas do abuso: várias espinhas apareceram de um dia para o outro. Até porque não estou acostumada com as comidas calóricas desta época. Mas olha eu me sacaneando de novo...

Depois de me ver nas fotos do Natal fiquei um pouco triste. Sei que já emagreci mais de sete quilos, mas ainda estou bem gordinha. As fotos não mentem... Apesar de as roupas estarem um pouco mais folgadas e a balança estar sendo bem compreensiva, sinto que ainda falta muito. Agora é tomar muito chá para desinchar, comer muita verdura e muita proteína. Tem muito trabalho pela frente.

Balanço do dia:

- **Conquista:** acabaram as tentações...
- **Desafios:** voltar para a alimentação saudável...
- **Frase do dia:** "Viver é ficar se equilibrando o tempo todo entre escolhas e consequências." — Jean-Paul Sartre

Adoro esta frase!!!

79 / 287 dias

É muito bom voltar a comer direito. O organismo já estava sentindo falta da banana com aveia, das frutas e da sensação de "fome" que se tornou tão confortável. Quando tudo começou, eu comentei no primeiro livro sobre essa constante sensação de fome que comecei a sentir. Uma sensação que no princípio me assustou bastante, mas que com o tempo se tornou boa. Nunca imaginei que meu organismo iria se acostumar com tão pouca comida. Ainda hoje, quando termino as refeições, tenho de convencer o meu estômago de que ele já está satisfeito, mesmo contra a sua vontade. Muitas vezes comeria o dobro ou o triplo do que comi, mas paro mesmo assim. Há pouco tempo meu corpo começou a me avisar quando está na hora de comer novamente, coisa que ele nunca precisou fazer antes. Começo a sentir tontura e um pouco de enjoo, e só então me dou conta de que está na hora de comer alguma coisa. Isso é novidade...

Desde ontem estamos fazendo uma faxina completa aqui em casa. Todos os armários e até a biblioteca estão sendo analisados. Livros que não tenham alguma relevância serão passados para a frente. Objetos e itens que não sejam úteis não serão guardados novamente. Chega de guardar só por guardar. Já terminamos a cozinha e a sala, e sinto que esses ambientes já estão até mais leves. Amanhã começamos o quarto e o atelier. Não ficarei com nada que não justifique a sua permanência.

Estava assistindo a uma palestra da Monja Coen na qual ela disse que se uma pessoa segue os preceitos principais do budismo, ela pode se considerar budista. Estou fazendo o curso de Zen Budismo e estudando esses preceitos e os principais ensinamentos.

Três joias: Buda (ser iluminado) / Dharma (lei verdadeira) / Sanga (comunidade).

Três preceitos de ouro: Não fazer o mal / Fazer o bem / Fazer o bem a todos os seres.

Dez graves proibições: Não matar / Não roubar / Não mentir / Não abusar da sexualidade / Não lidar com intoxicantes / Não falar dos erros e faltas alheias / Não se elevar nem elevar os outros, não se rebaixar ou rebaixar os outros / Não ser ganancioso / Não ser movido pela raiva / Não falar mal das três joias.

Tenho de admitir que é muito difícil seguir todos esses preceitos. Principalmente obedecer e não cometer algumas das dez graves proibições. Tenho me concentrado e me empenhado em pelo menos ter consciência do que é errado e estar atenta para me corrigir o quanto antes. Mas não é fácil.

É impressionante como este é um caminho sem volta, o caminho da evolução. Existem coisas que eu já não consigo fazer e alimentos que eu não consigo comer. Parece que o fato de eu saber que não fazem bem, ou que não são saudáveis, já é o suficiente para que o meu organismo os rejeite. Até um simples chá anda mexendo com o organismo, e eu, por estar mais atenta, estou percebendo. Depois que eu despertei para certas coisas, não consigo mais fingir que não tem problema e agir levianamente.

Balanço do dia:

- **Conquista:** estar evoluindo...
- **Desafios:** seguir os preceitos budistas é mais difícil do que parece...
- **Frase do dia:** "Não, a vida não é uma festa permanente e imóvel, é uma evolução constante e rude." — Ramalho Ortigão

Outra versão sobre o mesmo tema — quem sabe um dia isso entre na minha cabeça de vez...

83 / 282 dias

O Zeus nos deu um susto muito grande. Ele passou o dia ofegante e com uma tosse que parecia engasgo, o que piorou muito no decorrer da noite. Nós o levamos à emergência e descobrimos que ele tem sopro no coração. Ficou em observação por algumas horas e agora terá que fazer uma ecografia cardíaca e começar a tratar o coração. Coisas de um cachorrinho idoso, que está passando dos catorze anos. Ficamos bem aflitos. É a primeira vez que ele fica realmente doente...

Neste ano a virada do ano será sozinha em casa, com o Zeus. Meu marido passará trabalhando. Não me incomodo nem um pouco. Minha mãe queria passar comigo, mas como ela está muito gripada preferiu não vir, até porque eu vou passar de camisola assistindo TV, o que não é muito o perfil dela...

Estou começando a conseguir passar datas importantes do jeitinho que eu quero e não do jeito que gostariam que eu passasse. Isso é uma vitória e tanto!

Os últimos dias de 2017 foram de comilança. Não na quantidade, mas na qualidade, com certeza. Espero que o estrago seja remediável...

Balanço do dia:

- **Conquista:** acabou 2017...
- **Desafios:** 2018...

- **Frase do dia:** "Para ganhar um ano novo que mereça este nome, você, meu caro, tem de merecê-lo, tem de fazê-lo de novo. Eu sei que não é fácil, mas tente, experimente, consciente. É dentro de você que o Ano Novo cochila e espera desde sempre." — Carlos Drummond de Andrade

89 / 276 dias

Fiquei alguns dias sem escrever porque as coisas aqui em casa não foram nada fáceis. O Zeus ficou muito doente nestes dias, com diarreia e vômito. Ele está tendo que tomar um monte de remédios, vários comprimidos duas vezes ao dia, o que é uma odisseia. Ele não engole comprimido de jeito nenhum, e temos de ficar usando a criatividade para que ele engula sem sentir. Os maiores ele não engole, o que tira meu marido do sério...

Acabei ficando muito enjoada nestes dias também. Não parava nada no estômago. Juntando a falta de alimentação com o calor eu fiquei imprestável. Muito mole, muito fraca, muito desanimada. O verão promete ser bem quente, o que para mim é o oposto de animador!

Balanço do dia:

- **Conquista:** comer direitinho...
- **Desafios:** calor...
- **Frase do dia:** "No semblante de um animal que não fala, há todo um discurso que só um espírito sábio é capaz de entender!" — Provérbio indiano

93 / 272 dias

Ontem foi um dia muito ruim. Fiquei muito triste. Triste pela minha situação física, pela minha falta de mobilidade, pelas minhas dores, pelas minhas limitações. Triste por me olhar no espelho e continuar me vendo gorda. Desesperada por, apesar de continuar perdendo peso, essa perda estar sendo tão lenta. Estava tão deprimida que me permiti comer um prato de macarrão instantâneo ao pesto com queijo, tomate e carne no jantar. Comi por tristeza. Comi por ansiedade. Resultado: continuei triste, com o estômago pesado, indigestão e insônia. Passei a noite em claro, alternando momentos de ansiedade generalizada, culpa e tentativas de controlar a respiração e relaxar...

Sinto que a minha cabeça continua sendo a minha pior inimiga. Por mais que eu faça as coisas certas, que eu esteja tentando ver sempre o lado bom das coisas, que eu esteja "feliz", apesar de tudo ela consegue estragar tudo. Começando pelo vazio da alma, que nunca é preenchido, parece que nunca é o suficiente, mesmo sabendo conscientemente que é. A depressão, a insegurança, o medo do abandono... Sei que parece "mimimi", mas eu realmente não gostaria de sentir as emoções que sinto. Nem eu me aguento...

Fiquei irritada e triste. Comi consciente de por que estava comendo, mas não menos culpada.

Ainda não me pesei, mas pretendo me pesar amanhã. Quem sabe assim jogo a última pá de cal? Tomara que eu tenha engordado bastante para aprender a deixar de ser besta...

Balanço do dia:

- **Conquista:** manter a consciência na tristeza...
- **Desafios:** sair dessa ou tirar isso de mim...
- **Frase do dia:** ...

95 / 270 dias

Toma, Patrícia!!!

Peso: 84,3 kg. Desde o início deste ano já emagreci 2,3 kg. Confesso que esperava mais, como sempre, mesmo eu dizendo que queria ter engordado para aprender. Então, racionalmente, sei que está maravilhoso. Estou em um caminho de emagrecimento sem volta, até que eu chegue ao peso que desejo, espero... Desde o ano passado venho mês após mês perdendo peso. Já foram 7,8 quilos no total!

O melhor é que continuo comendo coisas gostosas e não saudáveis de vez em quando. Não deixei de comer doce, hambúrguer, sorvete, mas na maior parte do tempo como muito saudavelmente, o que garante que as extravagâncias não influenciem na balança.

Claro que a minha cabeça cruel já soltou mil e uma frases, como: está muito devagar; 7,8 quilos em um ano e três meses é pouco; no espelho não aparece o peso que perdeu; continua gorda; ainda falta muito para comemorar; neste passo você não vai alcançar a meta de novo. Frases como essas povoam a minha cabeça e me desanimam muito, mas luto para argumentar o contrário, por mais cansativo que seja.

Parabéns, Patrícia, você está emagrecendo devagar, mas sólida e continuamente. Sabe que esse peso não vai voltar. Sabe que todas as mudanças na alimentação estão ocorrendo para valer, e não enquanto durar o "regime", portanto são duradouras. Sabe que por estar na menopausa o organismo é um pouco mais lento. Sabe que por estar próxima dos quarenta anos a perda de peso é mais difícil. Sabe que não fazendo exercício tudo fica mais difícil, e mesmo assim, apesar de tudo, continua emagrecendo. Sim, você merece os parabéns. Sim, você merece um abraço. Sim, tudo está dando certo. Sim, tudo acontece no tempo que deveria acontecer.

Ainda tenho que fazer muito esforço físico e mental para ficar feliz com as minhas conquistas. Ainda fico frustrada buscando metas irreais e desdenhando de conquistas concretas. Ainda me olho no espelho e não gosto do que vejo. Ainda procuro pelo em ovo...

Tenho consciência de quanto sou cruel comigo mesma e de quanto minha cabeça me sabota. Tenho consciência de quanto isso está errado. Tenho consciência do meu esforço e das minhas dificuldades. Por que então é tão difícil me dar nota dez de vez em quando? Por que é tão difícil ficar satisfeita e contente?

Tenho que banir o "mas..." da minha vida.

Balanço do dia:

- **Conquista:** estou emagrecendo...
- **Desafios:** ainda me vejo gorda...
- **Frase do dia:** "Tenho que banir o "mas..." da minha vida."

— Patrícia Fernandes

(Frase de impacto, kkkkkk.)

97 / 268 dias

Amanhã começa o meu ano propriamente dito. Recomeço a fisioterapia, recomeço as atividades produtivas... Pelo menos essa é a minha intenção...

Vou começar também a pesquisar novas receitas. Realmente estou cansada de comer picadinho de frango, picadinho de carne, carne moída, legumes cozidos, frango desfiado, etc... Já que a reeducação é para sempre, preciso ter criatividade. Pesquisar quibes, hambúrgueres e outras comidinhas diferentes.

Outra coisa é organizar os meus horários e as minhas atividades físicas. Cansei de fazer tanta fisioterapia, quero variar as atividades...

Balanço do dia:

- **Conquista:** esperança...
- **Desafios:** não me decepcionar...
- **Frase do dia:** ...

115 / 250 dias

Novamente estou com tireoidite, por isso os quase 18 dias sem escrever... Quando acho que estou fazendo tudo certo... Quando acho que estou fazendo bem para o meu corpo, ele me dá uma nova rasteira... Todos os hormônios estão descompensados, uns altos, outros baixos... Testosterona aumentada em 10 vezes... Realmente não sei o que desencadeia todas essas alterações... Estou frustrada, estou triste, e o pior é que agora nem sei se estou realmente ou hormonalmente deprimida...

Tudo novamente, apetite descontrolado, irritação, fadiga, calor, tristeza... Uma curiosidade é que no dia 124 do ano passado eu também tive a mesma tireoidite; será coincidência?

Balanço do dia:

- **Conquista:** ter descoberto o problema...
- **Desafios:** resolver o problema...
- **Frase do dia:** "O macaco é um animal demasiado simpático para que o homem descenda dele." — Friedrich Nietzsche

Adorei esta frase!!!

117 / 248 dias

Estou muito deprimida e com raiva. Raiva de novamente estar com o organismo zoado, mesmo fazendo o possível para me manter saudável...

Confusão mental, falta de apetite alternando com fome "saco sem fundo", fadiga, sono, tristeza profunda...

As coincidências com o ano passado são o calor, a vontade de fazer mais do que o corpo pode aguentar, a paúra frente à falta de controle e a inconstância da vida. Será que isso tudo pode causar tanto estrago na produção de hormônios? Estou profundamente triste...

Depois de uma nova consulta com a endocrinologista e de uma análise profunda de exames novos e antigos, ela chegou à conclusão de que tenho tireoidite de Hashimoto. Então as crises que tive no ano passado e neste acabaram não sendo apenas um vírus. Trata-se de uma doença autoimune que desregula a tireoide através de uma inflamação. O que muda? Não muita coisa, apenas preciso ficar atenta aos sintomas, e quando suspeitar ou me sentir mal, fazer os exames de sangue. Mais uma doença autoimune para o meu currículo. Vida que segue.

Balanço do dia:

- **Conquista:** ter um diagnóstico...
- **Desafios:** conviver com a tireoidite de Hashimoto...
- **Frase do dia:** "Quase todos os homens morrem de seus remédios, não de suas doenças." — Molière

119 / 246 dias

Continuo um bagaço...

Até tenho certa vontade de fazer alguma coisa útil, qualquer coisa, mas essa ideia mal se fixa e já é descartada pelo mal-estar e mau humor...

O problema é que não vou conseguir falar com a médica na próxima semana, pois ela está com o pai doente. Então o jeito é esperar que as coisas melhorem rápido e por si mesmas...

Balanço do dia:

- **Conquista:** não consigo pensar em nada neste momento...
- **Desafios:** pensar em alguma coisa neste momento...
- **Frase do dia:** sem chance...

121 / 244 dias

As coisas estão só piorando. Chorei ontem e hoje o tempo todo. Questionei coisas como: por que eu? O que eu fiz para merecer tanta tragédia? Por que a esclerose múltipla que eu tenho foi tão galopante e cruel?

Inúmeras coisas que eu pensei que já estavam respondidas e entendidas depois de tantos anos de terapia...

Odeio o meu jeito dramático de pensar e de sentir. Sou a personificação de uma mocinha de novela mexicana!!! Olha o meu exagero novamente!!! Ahhhhhh...

Balanço do dia:

- **Conquista:** não usar tanta maquiagem quanto a personagem mexicana — imagina quanto rímel e removedor de maquiagem eu não ia gastar!!!...
- **Desafios:** ahhhhh...
- **Frase do dia:** sem chance, de novo...

131 / 234 dias

Finalmente o sol voltou a brilhar na minha vida. Depois de dias de tempestade, tristeza, desânimo e vontade de sumir, o meu organismo resolveu reagir. De um dia para o outro os hormônios voltaram a se acalmar. Realmente só é possível dimensionar o buraco no qual estava depois de sair dele. Até consegui comprar uma minibicicleta para me exercitar em casa, tanto os braços quanto as pernas. Assim consigo aumentar um pouco o meu gasto calórico e quem sabe emagrecer com um pouquinho mais de facilidade. Só espero que não vire objeto de decoração, kkkkkk...

Falta menos de um mês para os meus quarenta anos. Gostaria muito de estar mais magra e mais forte, mas, pensando bem, se eu estiver animada e saudável como estou hoje já estarei superfeliz. Sem saúde é muito difícil fazer qualquer coisa, e mesmo eu sabendo que não estava me sentindo bem e que tinha alguma coisa muito errada, o sentimento de culpa era enorme. Minha cabeça me martirizava o dia todo, dizendo o quanto eu era fraca e mal-humorada, mesmo eu tendo a consciência de que estava fora do meu controle. Paciência, como diz meu marido. Eu tenho que aprender a baixar o volume do meu superego e viver a minha vida.

Balanço do dia:

- **Conquista:** saúde...
- **Desafios:** mantê-la...
- **Frase do dia:** "Que os dias felizes sejam mais longos." — Autor desconhecido

Muuuuito mais longos...

147 / 218 dias

Levei vários dias para me recuperar dos textos que escrevi desde 2009. Época de muito sofrimento, muita dor e muitas perdas por causa da esclerose múltipla. Noventa páginas de muita raiva, muito ódio e muito medo. Tudo isso acabou me abalando profundamente. O bom é que logo depois voltei para a terapia, depois de um mês de férias. Isso acabou segurando e dissolvendo qualquer problema maior. Santa terapia!

Essa é uma coisa ruim de escrever sobre tudo. Quando eu escrevo, consigo aprisionar algumas sensações e sentimentos nas palavras. Com isso, quando leio novamente, eu sinto tudo o que estava sentindo no momento em que escrevi. Toda a emoção volta com muita força. Tanto a emoção boa quanto a ruim. Tive que ler para escolher os textos que entrariam no livro "Por dentro de mim". Sim!!! Já dei um nome para o diário do ano passado. Talvez realmente ele possa se tornar mais do que um diário, mas ainda é só uma possibilidade. Acho que apesar de tudo escolhi os melhores textos para entrar no que ainda é só um projeto...

Quanto à dieta, estou pegando um pouco mais leve. Controlando as calorias, mas não estou fazendo questão de rejeitar algumas regalias, como doces e pães. Controlo a quantidade, mas a qualidade não está muito boa. O que espero com esse comportamento? No mínimo, não engordar. Na verdade espero manter o peso. Isso eu só vou confirmar daqui a dois dias com a nutricionista.

Amanhã vou retocar a minha tatuagem de borboleta. Uma que fiz em homenagem aos meus 30 anos, e agora, na véspera dos meus 40, quero que ela fique um pouco mais moderna e renovada. Ainda não vi o desenho, só vou ver amanhã, mas espero aprovar e comemorar o meu aniversário com novos registros na pele...

Aprendi muitas coisas nestes dias. Principalmente com filmes e amigos. Uma amiga muito próxima, com todo o carinho me cutucou para que eu me empenhe mais na minha recuperação. Algumas coisas já começaram a mudar. Estou fazendo todos os dias cinco minutos de bicicleta, por exemplo. Sei que é pouco, mas já é um começo...

Balanço do dia:

- **Conquista:** continuar evoluindo...
- **Desafios:** continuar evoluindo...
- **Frase do dia:** "Um amigo é uma pessoa com a qual posso ser sincero. Diante dele posso pensar em voz alta." — Ralph Waldo Emerson

149 / 216 dias

Tatuagem renovada! Fiquei muito feliz com a reforma da minha tatuagem de borboleta. Além de estar moderna e mais viva, ela está maior e acompanhada de flores. Agora, uma coisa eu tenho que confessar: como dói! Eu tinha me esquecido completamente de como dói fazer tatuagem, uma dor quase insuportável. O contorno é tranquilo. Agora, quando começa a parte da pintura... Beira o desesperador. Serviu para eu ver como a minha concentração, meu foco e a minha respiração estão bem desenvolvidos. Foram quase duas horas de muita determinação. Estou muito feliz. Agora é aguentar as 48 horas de "esfregação" e higienização a cada 3 horas, e depois quinze dias de creme cicatrizante. Com certeza valeu a pena.

Outra coisa "boa" é que estou exatamente com o mesmo peso, mesmo depois de uma noite de comemorações com sanduíche, batata frita e sorvete. Hoje fui à nutricionista e pesei exatos 84,3 quilos. Coloquei "boa" entre aspas porque eu deveria ter perdido peso, mas pelo menos não ganhei. Isso quer dizer que o meu organismo, querendo ou não, está estabilizando no peso que perdi até agora, mesmo eu tendo dias de exageros e escapadas. Ou seja, a reeducação está realmente funcionando. Acabou o efeitosanfona. Agora é aumentar a quantidade de proteínas, diminuir os carboidratos e caprichar nas saladas, e assim volto a perder peso. Só preciso parar de perder massa magra!

Balanço do dia:

- **Conquista:** mantive o peso de 84,3 quilos...
- **Desafios:** voltar a emagrecer...
- **Frase do dia:** "Disse a flor para o pequeno príncipe: é preciso que eu suporte duas ou três larvas se quiser conhecer as borboletas." — Antoine de Saint-Exupéry

151 / 214 dias

Eu não sabia por que me incomodava tanto o "era só pedir" ou "é só fazer a lista que eu compro" do meu marido. Não entendia direito por que essas frases me irritavam e me deixavam tão brava. Hoje, depois de ler um post na internet, eu entendi. Para pedir alguma coisa é necessário que saiba que precisa ser feito, para saber é preciso buscar ou ver que precisa ser feito, para ver ou simplesmente saber é preciso se organizar e ser responsável por lembrar que precisa ser feito. E só isso já dá muito trabalho. É mais ou menos como ser responsável por suprir a casa com as coisas do supermercado. Fazer a lista é muito mais trabalhoso do que comprar. Ver o que tem, o que acabou, o que vai acabar logo, o que não pode faltar, o que pode esperar até o próximo mês, os ingredientes que vai precisar para a receita do final de semana, os produtos de limpeza que estão no fim, a quantidade de frutas e verduras, para que não haja desperdício, imaginar os petiscos que poderão acalmar alguma ansiedade que surja no decorrer do dia. Tudo isso dá muito mais trabalho do que pegar a lista pronta e ir ao supermercado.

Colocar a roupa do cesto na máquina de lavar roupa dá muito menos trabalho do que sair catando e cheirando as roupas espalhadas pela casa e fazendo os cálculos para saber se dará tempo de secar até a próxima utilização. Agora entendo por que as feministas falam tanto sobre a carga de responsabilidade feminina ser inegavelmente maior do que a responsabilidade masculina. Ele é tão responsável por saber o que vai ter para jantar quanto ela. O problema é que saber o que tem para jantar exigiu uma organização e uma programação que vão desde uma lista de supermercado até o raciocínio se os ingredientes já foram ou não usados, o tempo de preparo, as calorias, o fator nutricional, as combinações possíveis, o gosto preferido dele... Por que isso ainda é obrigação da mulher? Pedir para que algo seja feito, muitas vezes, dá muito mais trabalho do que fazer...

O dia foi tranquilo, apesar da dor na sessão de fisioterapia, mas isso já é normal...

Continuo estudando o budismo e entendendo melhor os seus ensinamentos, mas desde os seus preceitos mais básicos ele se mostra muito difícil. Não difícil de entender, e sim difícil de ser colocado em prática diariamente. Apesar de básico, exige uma mudança global de pensamentos e comportamentos que requer muito esforço. Acho que levará mais tempo para progredir do que imaginava...

Balanço do dia:

- **Conquista:** uma lição: pedir para fazer pode dar muito mais trabalho do que fazer...
- **Desafios:** meu aniversario está chegando e ainda não sei o que fazer...
- **Frase do dia:** ...

153 / 212 dias

Realmente não tinha a menor intenção de ser uma pessoa que carrega a bandeira e luta por acessibilidade em qualquer lugar que vá. Não tenho a menor vocação para ficar batendo boca com gerentes, tentando argumentar sobre as deficiências do lugar e a dificuldade de simplesmente seguir a lei e deixar o ambiente público acessível.

Apesar de ser uma lei do ano 2000, dezoito anos depois ainda tenho de ligar para os lugares antes de ir, ou arriscar ficar sem fazer xixi, ou, até, não passar na porta de entrada. Ainda mais irritante é ligar para o lugar para saber se é acessível, e a pessoa que atende o telefone dizer que sim, é acessível, só porque tem uma rampa na entrada. Mas quando você pergunta se o buffet ou o banheiro são acessíveis, ela completa dizendo que infelizmente, não, mas que tem bastante gente que pode ajudar no que eu precisar... No Brasil, acessibilidade é sinônimo de rampa e boa vontade...

Quando sou teimosa e vou assim mesmo, sinto que incomodo meio mundo pedindo licença. E sou tão azarada, que o gerente nunca está no estabelecimento, ou, quando está, não pode fazer muita coisa, a não ser pedir desculpa... É humilhante brigar, brigar, brigar e ter que ir embora com a palavra de uma pessoa que não tem a mínima intenção de fazer nenhuma adaptação em seu estabelecimento. O problema é que ficar quieta só torna as minhas saídas ainda mais escassas e previsíveis...

Balanço do dia:

- **Conquista:** ...
- **Desafios:** todos...
- **Frase do dia:** "A maior deficiência não está no corpo do deficiente físico, mas na alma do preconceituoso." — Sebastião Barros Travassos

A frase é bonita, mas não me ajuda em nada na prática...

155 / 210 dias

Hoje fiz aplicação de botox nos músculos das pernas para diminuir a espasticidade dos pés. Já fiz uma vez e senti uma melhora considerável, e agora espero que a melhora seja ainda maior. Está cada dia mais difícil andar e me movimentar. Acabei ficando sem fazer a bicicleta por três dias e tenho vontade de chorar toda vez que tenho de me deslocar. É um esforço muito grande para poucos passos. Isso desanima e acaba me levando a comer mais e com menos qualidade...

Também não consegui decidir nada sobre o meu aniversário. Estou tão desanimada...

É impressionante como a minha cidade não está preparada para lidar com cadeirantes. Procurei um lugar que fizesse depilação e que fosse acessível, e só passei raiva. Se tem rampa na entrada, a cadeira não passa na porta.

Se a cadeira passa na porta, até a sala de depilação tem escada, e não elevador... Tenho que fazer um malabarismo para conseguir me adaptar. É muito frustrante...

Hoje estou bem desanimada... De novo...

Outro comentário. Tentei usar uma "fralda para adultos" para testar e ver se daria para ir a algum lugar sem banheiro acessível e ficar de boa. Já até saí algumas vezes com ela, mas nunca fiz xixi. Cheguei à conclusão de que não consigo fazer xixi com ela. Simplesmente não sai. Tenho medo de vazar, de ficar cheirando xixi, de todos notarem que eu estou fazendo xixi... Imagino alguém chegando do lado do meu marido e dizendo: "Acho que sua mulher está de fralda cheia!" Que horror!!! Seria cômico se não fosse trágico... Imagina então ter que descartar aquele trambolho no banheiro de alguém... Sei que estou sendo dramática e preconceituosa, afinal, muita gente usa. Ahhh, sei lá, talvez se eu estiver explodindo de vontade eu consiga... mas e se for demais para a fralda...? Sei lá...

Balanço do dia:

- **Conquista:** continuar tentando...
- **Desafios:** continuar tentando...
- **Frase do dia:** ...

159 / 206 dias

Amanha é o meu aniversário. Completo 40 anos. Pensei que se trataria apenas de mais um aniversário, mas definitivamente é muito diferente. Às vezes me sinto jovem demais, às vezes me sinto velha demais. O ano passado foi muito importante. Aprendi muitas coisas e caí na besteira de pensar que este ano seria mais fácil. Continuo cometendo muitos erros que achei que já estivesse madura o suficiente para não cometer novamente. Quanto à alimentação, sinto que muitas mudanças foram feitas. Aprendi a me alimentar melhor, com mais qualidade e menos quantidade, mas continuo adorando comer. Continuo tendo que tomar os mesmos cuidados. Continuo tendo que dizer não. Continuo tendo que escolher pelo mais saudável. Meu organismo continua preferindo os doces e gordurosos, apesar de passar mal sempre que abuso deles. Ter a consciência de que fazem mal ajuda um pouco, mas ainda tenho a sensação de estar de dieta...

Quanto à parte física, o descontentamento é maior. Sinto que estou cada dia mais fraca, mais dependente e conseguindo fazer menos coisas sozinha. Ainda não consegui engatar em um exercício físico. A ioga, que me faz tão bem, por ser longe de casa tornou-se inviável. A fisioterapia está cada dia mais dolorida e mais difícil. O exercício com a bicicleta, por causa das dores musculares, já não faço há dias... Sim, ela está virando um objeto de decoração... Sério. Se eu pudesse dar um conselho, eu diria: não compre esteira, bicicleta, aparelho para fazer abdominal, elásticos de prender na porta para fazer exercícios. Na hora de comprar você vai jurar que vai usar, vai criar mil imagens de você se exercitando enquanto assiste à televisão, ficando sarada, vai parcelar em prestações, e eu garanto que antes de pagar a última parcela já terá virado cabideiro... Eu ouvi isso do meu pai antes de parcelar em doze vezes um aparelho elíptico de última geração. Teimei com ele que iria usar. Disse que eu estava determinada, que vi uma mulher fazendo durante a novela e que era superfácil!!! Quantas vezes eu assisti à novela ao lado do aparelho, jurando que assim que acabasse a novela eu ia fazer uma hora de exercício... Sempre perdi dinheiro vendendo depois de alguns meses por oitenta ou setenta por cento do preço... Mas desta vez eu acho que aprendi!!!

Voltando ao tema... Ainda tenho dificuldade de entender a minha doença, mesmo depois de 13 anos. O que seria aceitá-la? Aceitar as minhas dificuldades, adaptar toda a minha casa e não ter sonhos? Ou sair para um mundo que não está acessível para os deficientes e lutar, exigir, brigar...? Não há um só dia em que não penso em desistir. Mesmo com toda a minha pseudoevolução com o budismo e com a meditação. Sei que só não desisto de vez por causa do meu marido, mas será que isso é certo? Será que este é um peso justo para ele carregar?

Nunca imaginei a minha vida aos quarenta tão monótona e dependente. Não dirijo mais, não viajo mais, não tomo mais banho sozinha. Em contrapartida, tenho um marido maravilhoso, uma pessoa que me ajuda em casa, um apartamento, uma cabeça lúcida, um cachorro companheiro no colo, uma taça de vinho ao meu lado (licença poética: ao meu lado tem uma garrafa d'água)...

Então por que não consigo simplesmente ser feliz? Ser feliz o tempo todo?

Segundo a Monja Coen, todos os dias frequentamos frequências positivas e negativas de contentamento, ódio, insatisfação, felicidade, que flutuam dentro das vinte e quatro horas. Diz que cabe a nós escolhermos reagir ao mundo de maneira assertiva e positiva mesmo com as provocações do mundo e dos outros. Acho que ainda falta muito para chegar a esse nível...

Quando escuto a trilha sonora da novela Pantanal, volto aos meus dezesseis anos, na escrivaninha do meu quarto de solteira, onde escrevia poesias e sonhava em ser escritora. Volto a um tempo onde sonhava com beijo na boca e príncipes encantados. Sofria de amor sem nunca ter amado. Desejava a vida como um oásis no deserto. O que mudou em vinte e quatro anos? Chorava comendo batata frita e hoje choro comendo fruta. Escrevia sobre um futuro amor perfeito e hoje vivo o amor perfeitamente imperfeito. Coisas da vida?

Hoje, quarenta anos, cadeirante, inválida para o mercado de trabalho, dependente física e emocionalmente, busco um objetivo de vida, um propósito para tanto sofrimento e tanto lutar...

Sigo tentando mudar o meu mundo e ao mesmo tempo sobreviver a ele...

Sigo tentando me amar, apesar de tanto chorar...

Balanço do dia:

- **Conquista:** completar 40 anos...
- **Desafios:** completar 40 anos...
- **Frase do dia:** "Aos 20 anos, a vontade é soberana; aos 30, o espírito; aos 40, a razão." — Benjamin Franklin

Cadê a minha razão???

187 / 178 dias

Fiquei muitos dias sem escrever, mais de 26 dias de silêncio... Por algum motivo que ainda não sei qual, consegui sentar para escrever um pouco...

Durante esses dias tive momentos bons e ruins. Na verdade, mais dias ruins do que dias bons. Acabei engordando um quilo e perdendo muito da minha mobilidade. Perdi um pouco as rédeas do meu destino e as entreguei novamente nas mãos de outras pessoas. E para variar elas fizeram exatamente as mesmas coisas com a minha vida que faziam antes, e eu deixei, e eu adoeci... Não fisicamente, psicologicamente, mas como uma coisa está atrelada à outra, tudo ficou meio confuso. Infelizmente as pessoas continuam tomando decisões e posicionamentos que eu não entendo como saudáveis, e eu tenho de aprender a não me envolver. É tão difícil...

O dia do meu aniversário foi mais frustrante do que poderia imaginar que pudesse ser. Esperava comemorações, sentimentos bons, maturidade e sabedoria quase que mágicas... Apesar de todo o meu conhecimento sobre evolução, batalha, empenho, ainda esperava um milagre...

O milagre não aconteceu, fiquei frustrada, triste, e em uma autopiedade inquietante. Não comemorei meus 40 anos nem comigo mesma...

Além disso, estou tendo que fazer algumas adaptações na minha casa por causa das minhas dificuldades físicas. Instalar novas barras, corrimão... Isso me mostra o quanto o meu físico está sofrendo...

Sinto como se tivesse tido uma pane mental de alguns dias, com alimentação bagunçada, tristeza, confusão emocional...

O desespero está tomando conta de um jeito, que estou ficando muito assustada. Depois de anos sem ter alguns pensamentos sombrios, eles voltaram, mais reais e mais fortes do que nunca...

Nesse período me lembrei de um episódio da minha vida nada bonito, mas real. Muito além de real, um episódio de desespero e completo vazio que se repetiram algumas vezes no decorrer da minha vida... Infelizmente algo que vai tomar de assalto muitas pessoas próximas. Infelizmente algo imprescindível de ser contado neste diário de autoconhecimento. Tem um momento em que o silêncio não é mais uma opção...

Acordei sem desejar. Abri os olhos. Os objetos e móveis estavam no mesmo lugar. As cortinas brancas se mexiam com suavidade. Eu estava bem. O corpo não incomodava. O silêncio era ensurdecedor...

Como uma ótima aluna, resolvi estudar as possibilidades. Quando a dor emocional se torna insuportável, existem três maneiras de lidar com ela. Uma saudável e duas assustadoramente assertivas, embora não saudáveis. A saudável é procurando ajuda terapêutica, com ou sem medicação. Uma opção que, apesar de mais demorada e trabalhosa, tem resultados duradouros e libertadores. Ela exige esforço físico e mental, exige empenho, determinação e constância. Ela exige paciência. As duas outras opções são mais rápidas. Uma é a solução química, com drogas lícitas ou ilícitas, que causam um alívio imediato. Os remédios psicoativos de maneira mais cirúrgica, o álcool de maneira mais genérica e descontrolada, e as drogas agem rapidamente nos sintomas. Com as drogas o alívio é imediato, mas a alienação e o torpor causados me impedem de continuar. Até porque, para aliviar a dor insuportável, um pouco não é o bastante. Os remédios não aliviam a dor emocional, eles apenas a anestesiam, deixam-na dormente, sonolenta...

A outra opção é a automutilação. A automutilação é diferente. Ela é sórdida, pessoal, silenciosa, opcional, controlada. É de efeito rápido. Exige coragem e planejamento. As formas como gerar a dor física são infinitas. Pode ocorrer através de um "acidente" controlado, como um corte com um copo de vidro quebrado. Pode ser técnica, como um corte com gilete. Pode ser corajosa, como uma martelada no dedo. Por ter que ser "disfarçada" e socialmente considerada acidente, ela necessita de cuidado estratégico. O objetivo é o abafamento completo da dor emocional por uma lancinante, controlada, limitada e objetiva dor física.

Depois de todo esse raciocínio catedrático, organizado e profundo, decidi levantar da cama.

Na cozinha, busquei a velha chaleira. Na gaveta, a chave de fenda. Com destreza fui afrouxando o parafuso que segura o cabo. Ainda tive a tranquilidade e a calma de guardar a chave de fenda novamente no lugar. Com uma serenidade quase visível, liguei a torneira. Enquanto a chaleira enchia eu observava a louça de ontem ainda na pia. Havia tomado chá e comido algumas bolachas com manteiga. Voltei a atenção para a chaleira quase cheia. Fechei a torneira e liguei o fogão. Enquanto esperava a água ferver, tentava manter a cabeça vazia. Talvez devesse sentir a temperatura da água, talvez não. A intuição não deixou que a temperatura da água passasse de um limite demasiadamente perigoso. Desliguei o fogão e me dirigi até perto da pia. A chaleira estava bem instável por causa da frouxidão do parafuso. Posicionei o outro braço, o esquerdo, dentro da pia, pois sou destra. De uma vez derramei toda a água. Por causa da velocidade, da presença do braço e da quantidade, muita água derramou no chão. Uma verdadeira prova da ocorrência de um acidente. A dor foi quase imediata. Foi tão grande que quase deu para sentir arrependimento. A vermelhidão tomou conta e o corpo rapidamente começou a reagir. A dor emocional havia sumido. Ficaria desaparecida e calada por alguns dias. A dor física era concreta, explicável, remediável e curável. A culpa ainda demoraria um tempo a chegar. Chorando, liguei pedindo ajuda. Tinha uma dor concreta a ser curada.

Não tenho orgulho. O que sinto é desespero. O mesmo desespero que senti nesse dia. Esse é um grito por ajuda. Ao escrever sobre isso e tornar concreto algo tão horrível e doente, eu espero mudar. Sei que não sou a única a recorrer a isso, mas sei que é inconfessável para qualquer pessoa que faça. Só escrevi porque cheguei ao ponto de querer recorrer a isso novamente. Só escrevi porque de alguma maneira eu quero que alguém me impeça...

Lembro-me como se fosse hoje da última vez que recorri a essa "solução"...

Ainda morava no antigo apartamento e minha vida estava um caos. A descoberta de esclerose múltipla ainda era recente e eu estava completamente perdida. Eu estava sozinha em casa. Meu marido tinha saído para trabalhar. Por mais que eu tentasse acalmar a minha cabeça, não conseguia. Tomada por uma calma quase sobrenatural, fui até a cozinha, quebrei um copo de vidro no chão, peguei os cacos e comecei a cortar a palma da minha mão. De alguma maneira a minha mente se calou. O sangue que escorria era real, podia ser controlado.

De volta à realidade e à sanidade, eu precisava planejar o "acidente" antes que ele voltasse. Peguei um pano de prato e enrolei na mão. Joguei água no chão e espalhei os cacos. Crente de que estava tudo certo, liguei para o meu marido. Ao entrar em casa e ver que os cortes não eram profundos, e depois de me ajudar com os curativos, ele foi até a cozinha. Infelizmente para mim, ele é inteligente demais. O acidente não fazia sentido para ele. Não tinha como eu ter me cortado "sem querer", os cacos não correspondiam aos cortes. Assustado e bravo ao mesmo tempo, ele veio me questionar. Eram tantas perguntas que eu fiquei confusa e desesperada. Tinha sido descoberta. Meu segredo estava revelado. Depois de eu confessar, ele, em um ato de desespero, pegou um alicate de cutícula e fez quatro cortes no próprio braço em forma de jogo da velha. Eu fiquei enlouquecida. Chorava e pedia para ele parar. Instintivamente ele disse que o que eu estava sentindo era o que ele sentiu quando soube o que eu havia feito. Entendi na hora o quanto era errado, quanta dor eu causava ao fazer isso, e quanto eu estava doente. Nunca mais eu consegui completar qualquer ato de automutilação desde aquele dia...

Então por que não consigo pensar em outra coisa nos últimos dias? Por que só a automutilação poderia ser forte o suficiente para calar a dor de dentro? Por que cheguei novamente a este ponto depois de evoluir tanto? Por que a minha cabeça insiste em ser doente? Por que não posso ser normal e ter reações normais ao sofrimento? Por que sou tão "over", tão exagerada com as questões emocionais? Será que preciso urgentemente voltar para as medicações psiquiátricas e delas nunca mais me livrar? Qual é o meu problema? Tema da próxima terapia, sem sombra de dúvida. Preciso ser corajosa e abrir o jogo de uma vez por todas.

Espero, agora que estou retomando o diário, retomar o controle da minha vida. Não sei se sou corajosa ou completamente insana ao escrever sobre isso. Agora não tem mais volta, escrever e confessar o inconfessável é assustador, mas se eu não tiver ajuda agora pode ser tarde demais...

Balanço do dia:

- **Conquista:** depois do fundo só resta subir...
- **Desafios:** começar a subir de qualquer maneira...
- **Frase do dia:** ...

197 / 168 dias

No meio do caos, uma injeção de ânimo e de esperança no meu tratamento. Uma fisioterapeuta muito querida voltou para Curitiba e vai começar comigo um tratamento de fortalecimento dos músculos através de eletroestimulação. Hoje foi o primeiro dia. Estou com uma esperança pequena de voltar a andar, mesmo que sejam só os pequenos e poucos passos que eu dava até pouco tempo atrás. Esperança assustadora mesmo. Agora serão duas sessões de eletroestimulação muscular para desenvolver massa e força, com ela, e duas sessões com a minha atual fisioterapeuta para manter a integridade das articulações e a amplitude de movimentos através de alongamento, totalizando quatro sessões de fisioterapia por semana. Agora é tudo ou nada.

Ter esperança exige um grande esforço mental e físico. Quero ter esperança, mas tenho medo. Pode parecer covardia, e eu sei que é...

Sobre o dia anterior do diário, eu não tenho muita coisa a dizer. Depois que eu coloquei para fora e escrevi sobre isso e vi o quanto é assustador este sentimento, e até doentio, surpreendentemente as coisas se acalmaram um pouco...

Balanço do dia:

- **Conquista:** voltar a ter esperança...
- **Desafios:** voltar a ter esperança...
- **Frase do dia:** "A esperança é um alimento da nossa alma, ao qual se mistura sempre o veneno do medo." — Voltaire

203 / 162 dias

Eu sabia que nada seria igual depois que eu fizesse a confissão dos episódios de automutilação. Eu sabia que alguma coisa iria acontecer. Aconteceu. Alguém escutou...

Depois de mais de 13 anos de terapia, depois de anos de dúvidas e incertezas, um diagnóstico: síndrome de borderline. Transtorno de personalidade borderline ou transtorno de personalidade limítrofe é um transtorno mental grave caracterizado por um padrão de instabilidade contínua no humor, no comportamento e autoimagem. Os sintomas vão desde episódios de raiva descontrolados, depressão, ansiedade, compulsão, sensação de vazio, transtornos alimentares, pensamentos suicidas e episódios de automutilação. Tudo girando em torno do medo da rejeição e do abandono. Pode ser desencadeado por abuso psicológico e/ou sexual, negligência, terror psicológico, físico, separação dos pais na infância, ou simplesmente por uma má-formação cerebral ou fatores genéticos. É um padrão de comportamento que pode ser confundido com bipolaridade, o que de fato aconteceu.

Apesar de ser um diagnóstico assustador, por incrível que pareça, foi libertador. Deu um nome e classificou sentimentos e sensações que me enlouqueciam e enlouquecem desde os 16 anos.

Como lidar com esse diagnóstico agora é outra coisa. Meu marido ficou bem preocupado e assustado. Contei apenas para as minhas fisioterapeutas...

O bom é que seus sintomas abrandam com o tempo. Após os 40 anos as alterações de humor e os episódios de descontrole vão amenizando... Acho que foi um bom momento para fechar o diagnóstico. Agora que fiz quarenta as coisas vão começar a melhorar.

Depois do texto que mostrei na terapia, ela não teve mais dúvida. Demorei tanto tempo para pedir ajuda... Ainda vai levar um tempo para a "ficha cair". Dentro da minha cabeça só ficou um silêncio, ainda não sei o que isso significa...

Balanço do dia:

- **Conquista:** ser honesta e corajosa...
- **Desafios:** lidar com o diagnóstico...
- **Frase do dia:** "Até cortar os próprios defeitos pode ser perigoso. Nunca se sabe qual é o defeito que sustenta o nosso edifício inteiro." — Clarice Lispector

204 / 161 dias

Hoje foi o primeiro dia, único em toda a minha vida, em que eu saí de casa de short para ir a qualquer lugar. Nunca imaginei que este dia aconteceria. Tinha de ir fazer fisioterapia e precisava usar algo curto que permitisse que os eletrodos do aparelho fossem colocados no alto da minha coxa. Experimentei um short do meu marido, e serviu. Eu nunca comprei um short para mim. Quer dizer, comprei um uma vez. Estava de férias, na praia, e pela primeira vez estava me sentindo magra o suficiente para comprar e usar um short. Comprei na hora do almoço, e no final da tarde o vesti para ir à padaria. Por azar, por razões psicossomáticas, por covardia, por falta de confiança e autoestima, por uma razão que até hoje eu desconheço, ao atravessar a rua eu caí e quebrei o pé. Nunca mais tive a oportunidade, a vontade e nem o peso para voltar a colocar um short. Ao me olhar no espelho senti um misto de vergonha, covardia, indignação, descrença, desaprovação... Um mix que deixaria a minha personalidade limítrofe orgulhosa. A minha ideia era vestir uma calça jeans por cima. Incentivada pelo meu marido, e só por esse motivo, resolvi sair de casa só com o short. Pela primeira vez usei o diagnóstico de borderline a meu favor. Como a síndrome é caracterizada por uma visão deturpada de si mesmo, eu resolvi acreditar no parecer do meu marido sobre a minha aparência de short e confiar nele. No caminho senti um frescor e uma liberdade que ainda não havia sentido. No banco do passageiro, estava inebriada por uma sensação de felicidade que me era muito estranha. Por que nunca me dei este prazer antes? O calor do dia era abrandado pelo vento fresco que acarinhava as minhas pernas. Quase podia ver as penas das asas da minha tatuagem balançarem. Uma sensação de liberdade inexplicável...

Sempre tive vergonha do meu corpo, sempre me achei gorda, feia, e que as minhas pernas não eram dignas de serem mostradas de short. Nem na adolescência. Achava que todos iriam olhar e me julgar. Achava que todos iriam me ridicularizar e me evitar... Agora, aos quarenta anos, sinto que estou preparada para bancar usar um short em público de vez em quando, mesmo que seja só na praia. Quer dizer, talvez não preparada, mas disposta a me arriscar. Independentemente de qualquer coisa. Como agora sei que a síndrome de borderline impede que eu tenha uma visão sobre mim e sobre o meu corpo real, resolvi confiar no bom senso do meu marido. Se ele não tem vergonha de que eu use short ao lado dele, talvez eu não seja tão gorda e feia...

Não quero mais me esconder. Principalmente dentro de peças de roupa que estão sempre no limite do apertado, esperando pela minha prometida perda de peso. Cansei de me sentir apertada, desconfortável em prol de um número de calça aceitável. Cansei de tentar me encaixar; quero que as coisas se encaixem em mim. E se no futuro elas ficarem folgadas, eu ajusto. Simples assim.

Mesmo pensando positivamente, racionalmente, mesmo tendo orgulho das minhas conclusões e da minha maturidade, eu cheguei em casa vomitando. Vomitei por nervoso, por vergonha, por me forçar a ter saído de short. Mudar é muito difícil...

Balanço do dia:

- **Conquista:** usar o que sei sobre mim a meu favor...

- **Desafios:** continuar otimista...
- **Frase do dia:** "E se me achar esquisita, respeite também, até eu fui obrigada a me respeitar." — Clarice Lispector

De novo a Clarice falando por mim...

213 / 152 dias

Nestes últimos dias estou focando na fisioterapia e na acomodação das ideias na minha cabeça. Com certeza o diagnóstico mudou a forma como me vejo e como lido comigo mesma. Sou mais paciente, mais carinhosa e mais feliz em relação a mim. Quando estou triste espero a tristeza passar, quando estou feliz aproveito, quando estou ansiosa tomo um calmante... E assim vou seguindo os meus dias com muito mais qualidade e muito mais tranquilidade.

Sinto que tudo está entrando no seu devido lugar. Sinto que me conhecendo melhor e conhecendo as minhas fraquezas me torno mais forte e mais segura. Apesar de sempre insatisfeita com o meu peso, me torno menos raivosa e mais compreensiva com o meu corpo. Estou maltratando-o menos também, usando roupas mais confortáveis e menos apertadas. Para me deixar mais confiante, já marquei um corte de cabelo e manicure, ficando faltando só modelar as sobrancelhas. Com isso quero harmonizar o interior com o exterior.

A sensação que eu tenho é a de que, no meio da minha loucura, da minha tristeza, do meu desespero, o diagnóstico acendeu a luz. Quando a luz está acesa o meu medo é menor, consigo enxergar as coisas melhor, consigo me acalmar e pensar com mais sensatez. Enquanto estou na dúvida se o que estou sentindo e vivendo é real ou fruto da minha imaginação, eu perco o raciocínio lógico e quero me livrar daquela dor emocional o mais rápido possível, seja da forma que for. Eu pago o preço necessário para que a dor desapareça. Sabendo que a confusão e o sofrimento têm uma explicação médica e racional, a minha angústia diminui e o meu foco muda de encontrar uma resposta para encontrar uma solução, quase automaticamente. Então o sofrimento acaba...

Mesmo com toda essa suposta tranquilidade, ontem ataquei dois baldes de pipoca e fiquei com indigestão a noite inteira. Eu com as minhas incongruências, para variar...

Balanço do dia:

- **Conquista:** me respeitar...
- **Desafios:** continuar compreensiva comigo mesma...
- **Frase do dia:** "Sou companhia, mas posso ser solidão. Tranquilidade e inconstância, pedra e coração. Sou abraços, sorrisos, ânimo, com humor, sarcasmo, preguiça e sono. Música alta e silêncio." — Clarice Lispector

Tão eu...

215 / 150 dias

Depois de algumas sessões de eletroestimulação muscular, sinto que estou ficando mais forte e assim me sustentando um pouco melhor. Isso me deixa muito feliz e mais animada. Vamos ver até onde consigo melhorar.

Cortei o cabelo e estou me sentindo mais leve e mais jovem. Passei esmalte escuro nas unhas e reforcei a minha confiança.

Psicologicamente estou muito bem. Nunca lidei tão bem com as minhas mudanças de humor e com as minhas dificuldades com a autoimagem. Estou mais segura e arriscando um pouco mais em relação ao vestuário.

Minha alimentação continua flutuando bastante. Tem dias que consigo controlar com maestria e tem dias que escorrego, mas acho que pelo menos estou conseguindo me manter na linha. Preciso me pesar o quanto antes para conferir se não estou tentando me enganar. Afinal, músculo pesa, e eu tenho medo de perder o controle.

Amanhã é dia das mães e vai ter almoço na casa da minha irmã. Uma ótima oportunidade para testar a minha estabilidade emocional.

Balanço do dia:

- **Conquista:** estar segura para me colocar à prova...
- **Desafios:** bancar as minhas mudanças...
- **Frase do dia:** "Não há nada que ensine mais do que se reorganizar depois do fracasso e seguir em frente." — Charles Bukowski

219 / 146 dias

Acho que passei neste novo teste. O almoço de dia das mães foi muito bom. Diverti-me sem comer e nem beber demais. O que foi muito bom.

Ainda estou bem instável em relação ao que fazer com todo o material que tenho produzido. São tantas palavras e textos e laudas, tanta emoção, tanto trabalho e empenho para não sair da tela do meu computador... Estou bem frustrada com isso... Ao mesmo tempo não sei se tenho coragem de mostrar este novo diário para alguém. E eu achava que o primeiro diário é que era comprometedor... Ainda nem tinha chegado ao fundo do poço, como cheguei neste agora. Como meus pais vão reagir? Como a minha família vai reagir? Como os meus amigos vão reagir? Bom, talvez nunca nem sejam publicados, então não preciso pensar nisso agora...

Hoje me pesei e não fiquei nada feliz. Estou pesando 85,8 quilos. Engordei 1,5 quilo desde a última pesagem. Só não estou realmente desesperada porque, fazendo um trabalho de recuperação muscular muito intenso, e devido a músculo pesar mais que gordura, a chance é muito grande de ser músculo. Espero baixar esse peso em breve, até porque, ficando mais forte, ficarei mais ativa e consequentemente queimarei mais caloria. Mas definitivamente foi muito triste...

Balanço do dia:

- **Conquista:** não surtar...
- **Desafios:** não surtar...
- **Frase do dia:** "Raros são aqueles que decidem após madura reflexão; os outros andam ao sabor das ondas e, longe de se conduzirem, deixam-se levar pelos primeiros." — Sêneca

223 / 142 dias

O frio chegou para valer e eu realmente não me lembrava de quanto eu endureço nesta época. Minhas pernas, meus braços, minhas mãos. Até digitar é difícil. É sempre assim: quando o inverno acaba e começa o verão, eu esqueço da rigidez e lembro da fadiga, e quando acaba o verão acontece o contrário.

A esclerose múltipla realmente judia de mim. Fico completamente enrijecida e sem vontade de fazer nada. Além, claro, da dor generalizada em todo o corpo. Infelizmente este inverno promete ser gelado...

Espero que a evolução e o desenvolvimento muscular que estou tendo não diminuam por causa disso...

Não sei nem como explicar os dias depois do diagnóstico. Parece que uma chave simplesmente desligou. Depois que meus sintomas foram desmascarados e um nome a tudo foi dado, a tempestade simplesmente passou. Minha cabeça anda quieta. Meus sentimentos estão tranquilos e uma calmaria tomou conta do meu ser. É quase inexplicável...

Balanço do dia:

- **Conquista:** ...
- **Desafios:** ...
- **Frase do dia:** ...

225 / 140 dias

Eu não posso desistir agora que tudo está dando tão certo, e não gostei nada das minhas atitudes de ontem. Tivemos uma reunião aqui em casa com grandes amigos, e por um descuido acabei bebendo além do que gostaria. Não perdi o controle de nada, não dei vexame, mas mesmo assim senti que passei do meu limite saudável. A comida, acho que controlei bem. Comi o suficiente e não extrapolei nas escolhas. O problema foi a bebida alcoólica. O álcool em excesso atrapalha as conexões neurais e a transmissão dos impulsos nervosos, e o resultado é uma paralisia quase completa dos movimentos das minhas pernas. Sentada, não é um grande problema, mas ao me levantar para ir ao banheiro vi que o estrago foi enorme. Ainda mais com pressa de fazer xixi.

Eu já tinha entendido e parado com isso. Na reunião passada eu tomei só uma taça de vinho e fiquei tão bem... Além disso, o álcool tira o meu controle sobre as minhas emoções. Sinto que fico mais fragilizada e mais emotiva. Pensamentos descontrolados e desorganizados começam a tomar força e me desestabilizam... Foi com certeza uma vacilada feia, e preciso que se torne a exceção novamente, e não a regra.

A conversa foi boa como sempre, e encheu a casa de alegria.

O tempo está passando e eu ainda não voltei a meditar. Deve fazer alguns meses que não medito. Talvez esse seja um dos motivos da minha recaída.

Estou muito triste também porque o meu marido acabou voltando a fumar por minha causa; tudo culpa do diagnóstico de borderline... O problema é que eu não quero ser chata e ficar pegando no pé. Eu fumei um tempão depois de ele parar e ele não falava nada... Mesmo assim eu fico preocupada por causa da saúde dele...

Balanço do dia:

- **Conquista:** não voltar a fumar...
- **Desafios:** parar completamente de beber...
- **Frase do dia:** "Consciência é a parte da psique que se dissolve em álcool." — H. D. Lasswell

Tá explicado!!

227 / 158 dias

No próximo dia 30 de maio, eu e o meu marido vamos assinar um documento de união estável. Depois de 15 anos do noivado, é o primeiro documento que dá um passo além. Motivos práticos nos levaram a tomar essa decisão. Motivos de direitos civis e reconhecimento jurídico. Mesmo assim, para mim, é um motivo de comemoração.

Já escrevi os meus votos e só tenho a dizer que ele é o homem da minha vida, o marido mais incrível do mundo. Ele me completa e me faz feliz. Tenho muita sorte por ter encontrado a minha alma gêmea.

Meus votos de casamento

Almas gêmeas. Esta é a única resposta possível para a pergunta de como nós nos encontramos. Nós tropeçamos um na vida do outro e durante o primeiro beijo nossas almas se abraçaram e nunca mais se soltaram. Vivemos coisas que só nós sabemos. Tão fáceis de enumerar, mas impossíveis de mensurar. Momentos de tanto sofrimento, que uma simples lembrança inunda nossos olhos de lágrimas. Momentos de tanta alegria, que não cabem na finitude das palavras. Surpresas e mais surpresas, que só provam o quanto a vida pode ser criativa e imprevisível. Superamos cada obstáculo, cada diagnóstico, cada injeção, cada buraco no caminho. Eu te mostrei todos os meus monstros e você permaneceu. Eu te levei ao limite e você em nenhum minuto pestanejou. Você é o homem que eu nunca sonhei merecer. O seu amor me curou e me cura todos os dias.

Depois de quase dezesseis anos juntos, eu resolvi fazer uma lista só para confirmar se você era tudo isso que eu achava mesmo ou se estava te idealizando. Afinal, casar é uma coisa séria. Então pensei em coisas que eu gostaria que o meu marido fizesse para ou por mim se ele fosse o verdadeiro homem da minha vida. Algumas genéricas, como ser fiel, amar e respeitar, na alegria e na tristeza, na saúde e na doença, por todos os dias da nossa vida, até que a morte nos separe. Outras um pouco mais específicas, como estar ao meu lado em todos os momentos, prestar atenção em mim, tentar me entender, me aguentar, entender que eu gosto de dormir, respeitar os meus gostos duvidosos para música... E outras que são devaneios de mulher romântica, como levar café da manhã na cama todos os dias, abrir a porta do carro para eu entrar e sair, dizer que sou mais bonita que a Angelina Jolie, passar hena no meu cabelo, me esperar na manicure, ir comigo ao supermercado...

Na lista tinham até coisas improváveis, como fazer bolinho de arroz às duas da manhã porque estou com lombriga, assistir ao mesmo filme trinta vezes sem reclamar, fazer massagem nos meus pés ao deitar... Consegui encher algumas páginas de itens; a única coisa que eu não consegui foi achar alguma coisa que você não fizesse por mim... Até os meus desejos mais egoístas e mimados são satisfeitos por você com um sorriso no rosto, seguidos de um beijo carinhoso...

Sim, é você que eu escolho como meu marido. Sim, você é a pessoa com quem eu quero passar o resto da minha vida. Sim, você é o homem que eu amo e amarei para sempre e mais um dia. Você me aceita como sua esposa?

☐ Sim ☐ Não

Coloquei essa carta dentro de um cartão de aniversário. Sim, são duas comemorações. Aniversário dele e aniversário de noivado. Agora serão três comemorações: também será o aniversário de casamento...

Balanço do dia:

- **Conquista:** realizando um sonho...
- **Desafios:** ...
- **Frase do dia:** "Até que a morte nos separe é muito pouco pra mim. Preciso de você por mais de uma vida." — Fabrício Carpinejar

243 / 122 dias

Caramba, já se passaram quinze dias desde o último dia em que escrevi neste diário! Tanta coisa aconteceu que não sei nem por onde começar.

A assinatura da união estável foi tranquila, mas não pouco emocionante. Não estava vestida como gostaria, mas estava bonita. Meu marido estava lindo! Fomos só nós dois. Por mais tranquila que eu estivesse com toda a situação, quando entregamos os documentos no cartório e eu vi a concretização de um grande sonho ao alcance das mãos, fiquei emocionada. A cada pergunta, a cada olhar, a cada sorriso, a cada entrelace de dedos, as batidas do coração iam aumentando. O ápice aconteceu quando peguei a caneta para assinar o documento. Minhas mãos tremiam e os olhos marejaram. Estávamos muito felizes e extremamente emocionados. Por mais que não fosse um casamento oficial, para nós era um grande acontecimento. Agora os dois estão resguardados perante a lei...

Fiquei tanto tempo sem escrever, principalmente, por causa do frio que se abateu sobre a cidade. Chegou a fazer três graus, com sensação de dois... Faz cinco dias que não consigo colocar o pé para fora de casa. Estou completamente dura de tanta espasticidade e com dores musculares horrorosas, presentes da esclerose. O que mais me assusta é que ainda nem chegamos ao inverno. Realmente espero do fundo do coração sobreviver neste frio.

Outra novidade é a aparição da dona Cenira na minha vida. Ela é uma escritora e artista que está disposta a ler tudo o que escrevi até agora. Vai me ajudar a organizar e catalogar o material, e principalmente me dizer se é vendável, ou se simplesmente serviu como instrumento terapêutico tudo o que escrevi no ano passado. Estou muito animada. Talvez a nossa parceria dê frutos. Será uma pessoa neutra que dará uma opinião isenta. Até porque ela não me conhece, não temos uma relação nem mesmo de amizade. Ela poderá ser sincera sem querer me agradar. Agora é segurar a ansiedade...

Balanço do dia:

- **Conquista:** dei o primeiro passo para, quem sabe, publicar um livro...
- **Desafios:** não surtar com as possíveis críticas...

• **Frase do dia:** "Suba o primeiro degrau com fé. Não é necessário que você veja toda a escada. Apenas dê o primeiro passo." — Martin Luther King Jr.

Sem dúvida eu dei o primeiro passo.

245 / 120 dias

Hoje tive a notícia de que a Cenira gostou do que leu, o *Por dentro de mim — Diário do primeiro ano do resto da minha vida,* primeiro nome que dei ao diário do ano anterior. Ela disse que se emocionou. Disse que eu tenho talento. Disse que eu não posso parar de escrever. Não consigo descrever a emoção que senti ao saber disso. As lágrimas ainda estão nos meus olhos. Eu tenho talento!!!

Ela me elogiou bastante e me incentivou muito a procurar uma editora e mostrar todo o material. Fiquei muito feliz e muito emocionada. Agora é criar coragem para dar o segundo passo...

Balanço do dia:

• **Conquista:** eu tenho talento...

• **Desafios:** acreditar nisso...

• **Frase do dia:** "O gênio é composto por 2% de talento e de 98% de perseverante aplicação." — Ludwig van Beethoven

Nunca consigo só me dar parabéns, tenho sempre que me cutucar...

255 / 110 dias

As coisas em relação ao livro estão andando bem. Agora estou na fase de procurar editoras. Nem acredito que finalmente tenho algo palpável para publicar.

Quanto às quatro sessões de fisioterapia por semana, estou começando a colher os resultados. O fortalecimento muscular das minhas coxas, e principalmente do meu diafragma, está surtindo efeito. Através da eletroestimulação as fibras brancas e vermelhas dos meus músculos se desenvolvem, aumentam e se fortalecem. Com isso ganho força e estabilidade. Consigo andar com o andador com mais segurança, mesmo que seja por poucos passos. Os meus banhos estão mais tranquilos. Os exercícios respiratórios estão aumentando o meu fôlego e a minha capacidade pulmonar. Nenhum milagre. Ainda tenho que sair de casa na cadeira de rodas, mas a entrada e saída do carro, a mobilidade no banheiro, as subidas e descidas da maca estão cada vez mais fáceis, ou pelo menos menos difíceis. Os alongamentos também são imprescindíveis. Com eles as minhas dores por causa da espasticidade diminuem e os movimentos ficam mais amplos. Estou cada dia melhor fisicamente e acho que logo terei novas conquistas.

Fui à psicóloga e me sinto cada dia mais forte e mais resolvida, apesar de ainda ter algumas reações descabidas em certas situações. Logo após chegar em casa depois de um dia maravilhoso, meu marido tirou uma foto minha. Até aí tudo bem. Quando vi o tamanho da minha barriga na foto, eu surtei. Mas surtei mesmo. Pensei na vergonha que ele devia estar sentindo de mim passeando comigo no shopping com aquela barriga. O que os outros devem ter pensado de mim dentro de uma hamburgueria comendo e tomando milk-shake, gorda daquele jeito...

Chorei desesperadamente. Mesmo com os protestos do meu marido, eu fiquei completamente arrasada. Isso que eu tinha acabado de sair de uma sessão de terapia onde só recebi elogios e só mostrei maturidade nos sentimentos... Realmente estou mais longe da alta do que poderia imaginar.

Uma mostra do que a síndrome de borderline ainda pode fazer comigo. Esse surto foi muito desproporcional ao fato de ter me achado barriguda na foto. Eu tremia e chorava e sofria de uma maneira completamente descontrolada. Enquanto ele tentava me conter, eu me debatia, dava socos na parede, queria morrer. Morrer por estar sentindo tanta raiva de mim, tanto por estar sentindo isso, quanto por vergonha de estar sentindo tudo o que estava sentindo. É uma explosão tão insana e violenta que pode ser comparada a uma bomba. Atinge a tudo e a todos, e causa muitos estragos.

Graças ao meu marido, que me abraçou e não me julgou, eu consegui me acalmar e sair do surto. Depois só sobram os cacos e a sensação de exaustão, culpa e vergonha. Não sei como o meu marido aguenta, mas imploro para a vida, para Deus, para tudo o que é mais sagrado que ele continue ao meu lado e que continue aguentando o tranco....

Não estou conseguindo controlar muito a minha alimentação. Com o frio estou comendo mais doces, mais carboidratos e devo ter engordado com certeza. Ainda não tive coragem de me pesar... Só espero que o estrago não tenha sido tão grande...

Estou aqui escrevendo e a minha barriga está olhando para mim. Grande, inchada, exibida. Que raiva dela, que raiva de mim que não consigo acabar com ela...

Tenho dias cinza, de tristeza profunda, de só querer chorar, e, apesar de não entender e muitas vezes não achar um motivo, me respeito na medida do possível. Sinto a minha tristeza. Deito na cama. Recolho-me. Deixo o meu ser sofrer sem julgamentos, ou quase sem julgamentos. No dia seguinte, ou no outro, me levanto, tomo um banho, me maquio, me arrumo e curto tudo o que a vida pode me oferecer. Deixo o meu ser comemorar sem julgamentos. Desse jeito consigo controlar a minha cabeça e o meu ego e me mantenho em equilíbrio. Não sofro mais por estar sofrendo e nem por não estar sofrendo. Assim só sofro uma vez, ou nem sofro.

Recebi a visita de uma amiga de que havia tempos não tinha notícias. Ela quis me ver e contar todas as novidades da sua vida. Quis compartilhar comigo as suas conquistas e as suas vitórias, e eu fiquei muito feliz. Conseguiu sair de um relacionamento extremamente abusivo e opressor. Ela passou por situações difíceis e dolorosas, e como uma verdadeira leoa conseguiu se reerguer, dar a volta por cima, e hoje está recomeçando a sua vida. Está feliz, linda, radiante, forte e orgulhosa. Um exemplo para mim.

Também saí com amigos que me aceitam como eu sou, ao mesmo tempo que despertam em mim a vontade de ser melhor. Isso com certeza não tem preço.

Sinto que estou em uma ótima fase, começando a descobrir e trilhar caminhos que antes pareciam apenas um sonho. Tenho que ter calma e sabedoria para entender que hoje começa o inverno e tudo que isso implica no meu organismo e nas minhas ações.

No ano passado, nesta mesma época, estava passando por coisas semelhantes. Perda de controle momentânea na alimentação. Sofrimento por causa da espasticidade com o frio. Momento de recolhimento e organização do lar. Meu marido tira férias daqui a alguns dias, mas, diferente de outros anos, não poderemos viajar. Com a doença do Zeus e a necessidade de ele tomar seis comprimidos de manhã e oito comprimidos à noite, a sua falta de apetite por ração e a sua fragilidade, decidimos ficar em Curitiba mesmo. Será bom para colocarmos algumas coisas de casa em ordem e finalmente voltarmos a pensar na decoração do nosso quarto, que está parado desde o inicio deste ano. Assistir filmes. Namorar. Passear.

O diário que fiz no ano passado me ajudou muito a ter tranquilidade e a me mostrar que tudo passa, que tudo é um ciclo, e que perder o controle faz parte de uma vida equilibrada.

Mesmo com o meu surto de obesidade mórbida e de completo descontrole emocional, descobri que eu e meu marido estamos mais maduros e assertivos. As crises não deixam de ocorrer, mas são mais curtas, mais raras e causam menos danos aos dois. Ser borderline ainda é uma novidade no sentido de dar nome a sentimentos e reações antes inomináveis e desconhecidos, mas está cada vez mais administrável. Apesar de ainda não ter voltado à rotina de meditação, o que com certeza ajudaria na ansiedade alimentar, sinto que estou mais serena.

Balanço do dia:

- **Conquista:** sentir-me feliz...
- **Desafios:** continuar feliz...
- **Frase do dia:** "Não tenho tempo pra mais nada, ser feliz me consome muito." — Clarice Lispector

Esse será o meu lema.

257 / 108 dias

Agora estamos de férias!!!

Balanço do dia:

- **Conquista:** ...
- **Desafios:** ...
- **Frase do dia:** ...

295 / 70 dias

Eu sei que se passaram muitos dias desde a última vez que escrevi, mas tenho bons motivos. Dentro das próximas semanas terei uma entrevista com uma editora. Levarei o meu livro para ser avaliado. Estou em pânico, é claro. Uma coisa apenas se manteve persistente, a minha incerteza e a minha insegurança frente a tudo o que eu produzo e escrevo. Apesar de ouvir de várias pessoas que é um texto coerente, significativo e interessante, não consigo ter segurança. Agora é com o Universo. Se a história for para ser contada para o mundo, será; se não, serviu como aprimoramento pessoal. Agora é segurar a ansiedade, de novo.

Tanta coisa aconteceu neste período, mas vou atualizando aos poucos. Por enquanto é imprimir as 338 paginas e aguardar.

Durante as férias aconteceram coisas boas e muito ruins. A pessoa que estava trabalhando com a gente resolveu sair. Disse que estava cansada e que iria se dedicar mais a fazer comidas, doces e bolos, para vender. A notícia caiu como uma bomba na nossa vida. Principalmente porque foi de um dia para o outro. E, pasmem, por uma mensagem no celular. Nem aviso prévio ela cumpriu. Agora que ela já tinha se acostumado com o trabalho. Que a gente já tinha uma rotina. Que a alimentação estava saudável e as quantidades e os temperos estavam ajustados. Novamente me senti traída, abandonada e triste. Chorei e me desesperei. Paciência. Agora é começar tudo de novo. Quando ela saiu, passamos a cozinhar uma vez por semana e a preparar a comida toda. Aprendemos a cozinhar feijão e carne de panela. Fizemos quibe recheado e até bolo com cobertura. Claro que é cansativo, mas conseguimos dar conta e ficamos orgulhosos. Quanto à limpeza, encontramos uma moça que virá nos ajudar a manter o apartamento limpinho e ajudará com as trocas de roupa de cama e de banho. Depois do medo do abandono e do pavor de voltar à velha rotina que estava matando os nossos dias, conseguimos nos reorganizar e achar novas saídas. Que bom que ninguém é insubstituível...

Também, nas férias conseguimos viajar uns quatro dias para a praia e recarregar as nossas baterias. Minha mãe e a minha sobrinha foram junto. A viagem foi deliciosa.

Quanto à parte física, eu estou particularmente feliz. O aparelho de estimulação muscular está conseguindo aumentar a massa e a força dos meus músculos. Estou conseguindo dar mais passos e levantar dos lugares exigindo muito menos dos ombros, o que economiza dor e sofrimento. A qualidade de ficar em pé também está melhorando. Pela primeira vez em muito tempo estou sentindo esperança de voltar a ter algumas autonomias. Finalmente estou sentindo que talvez algum dia eu consiga voltar a dançar uma música lenta com o meu marido, mesmo que seja escorada nele. Quem sabe...

Balanço do dia:

- **Conquista:** ter esperança...
- **Desafios:** continuar tendo esperança...
- **Frase do dia:** "A esperança é o sonho do homem acordado." — Aristóteles

296 / 69 dias

Depois da última sessão de terapia eu respondi a uma pergunta deste novo diário. Tudo valeu a pena? A resposta é sim. Toda a minha jornada foi materializada em um pouco mais de 330 páginas, impressas e encadernadas em sua versão final. Consegui colocar em palavras o que eu custava sequer pensar. Organizar a minha vida de maneira quase lógica. Terminando de ler as últimas palavras escritas na conclusão do livro, eu dei um salto imediato para este presente aqui. No final do próximo ano. É como se eu tivesse acabado de ler um livro sabendo o que irá acontecer 10 meses depois. É assim que me sinto. Hoje sei exatamente a resposta para a pergunta que mais me angustiava. O que eu sempre senti e pensei tem uma explicação médica. A voz na minha cabeça que sempre foi implacável na minha vida tem uma origem. A visão deturpada no espelho. O medo de rejeição. O medo de sentir medo. Os ataques de raiva. As crises de choro. As vontades de matar e morrer. A automutilação. A impulsividade descontrolada. A histeria e a depressão. Tudo ficou tão claro hoje, que chego até a ficar assustada. Venho de uma época na qual ser bipolar era tão chique que chegava a dar status. Significava que você tinha um psiquiatra. Que podia pagar remédios caros. Que era extravagante. Que era especial. Psiquiatra bom diagnosticava bipolaridade. Época de ascensão do Topamax, remédio psiquiátrico caro e eficiente. Fui considerada bipolar desde muito nova. Desde lá não parei mais de tomar remédio. Entre as minhas amigas eu me sentia estranha. Eu pensava e sofria com coisas que elas não sofriam. Achei que era doente desde então. Que não sobreviveria sem remédios. Até porque os remédios não curavam o que eu sentia. Não acabavam com a dor, apenas distraíam a atenção. Hoje eu sei que borderline não é medicável. Eu posso viver sem remédios! Eu sou "normal". Apenas sinto e reajo diferente das outras pessoas. Sou profunda. Sou intensa. Sou demais. Mas só às vezes. E tudo bem. Daí eu me curo, me escuro, me aprumo. Agora sinto que tudo faz sentido.

Balanço do dia:

- **Conquista:** saber que eu consegui...
- **Desafios:** hoje não vejo nenhum...
- **Frase do dia:** ...

306 / 59 dias

Esta última semana foi cheia de atividades sociais e encontros especiais. Na segunda tivemos uma reunião com amigos aqui em casa. Conversamos, rimos, falamos sobre a vida, desejos e projetos em processo de realização. Na quarta fomos a um show, e na sexta ao aniversário da minha melhor amiga. Semana bem movimentada e feliz.

Em nenhum dia eu bebi alguma coisa alcoólica, e só no aniversário acabei comendo um pouco demais, mas nada que pudesse se comparar aos velhos tempos. Ela é confeiteira de mão cheia e eu não podia perder a oportunidade. Estou muito orgulhosa de mim.

Balanço do dia:

- **Conquista:** estar orgulhosa de mim...
- **Desafios:** continuar orgulhosa...
- **Frase do dia:** "Depois que aprendi a pensar por mim mesma, nunca mais pensei igual aos outros." — Clarice Lispector

310 / 55 dias

Com certeza a coisa mais importante que aconteceu este ano foi o diagnóstico de borderline. Tanta coisa foi explicada na minha vida! Foram anos de sofrimento me achando louca, infantil, irracional, dramática, doente... Hoje, quando leio algo sobre essa síndrome, eu me reconheço, e tudo parece tão óbvio que chego a ficar brava com os médicos que me trataram a vida toda e não viram. Apesar disso, tenho a consciência de que só fui honesta e abri todas as gavetinhas e todos os sintomas que tanto me afligiram nestes últimos dois anos. A bulimia já era conhecida por muitos, mas sempre foi considerada uma coisa à parte de todo o resto. Eu me achar gorda e sempre duvidar da imagem que o espelho me mostrava também sempre foi considerado drama, ou mesmo uma espécie de "jeito de fazer charme". Nunca foi levado em consideração o sofrimento que isso causava em mim. O fato de me achar fora do padrão me impediu de frequentar festas, de ir à praia e piscina com amigos, de ficar nua na frente do meu marido, sem a vergonha. Sim, é um sintoma grave. Um sintoma que limita a vida. Mas nunca foi considerado sério, nem por mim mesma.

Outro sintoma que escondi a vida toda foi o vazio de alma. Vazio que já tentei preencher com comida, com álcool, com atitudes perigosas e impulsivas, com automutilação, com tentativas de suicídio... Sei que como nunca fui muito honesta sobre tudo isso, não tinha como as pessoas saberem ou me diagnosticarem. Mas quem em sã consciência fala para alguém que pensa ou que pratica essas coisas? Meu marido foi o único que descobriu cada uma delas, e que, por pensar que eu estava sendo medicada, mesmo que para bipolar, achou que eu estava um pouco mais segura. Não tinha como ninguém mais saber...

O episódio da água quente que eu descrevi neste diário foi segredo até bem pouco tempo atrás.

É triste pensar quanto sofrimento eu passei, quanto descontrole, quanto perigo simplesmente por não ter ideia de que eu tinha um problema.

Realmente espero que com estes meus diários, com as minhas experiências, alguém possa se livrar desse peso.

Eu achei uma receita médica de um período conturbado da minha vida no qual eu tomava: Zoloft 100mg três vezes ao dia, Tegretol 200mg três vezes ao dia, Quetros 25mg três vezes aos dia, Akineton 2mg uma vez ao dia e Apraz de 0,25mg de 8 em 8 horas... Durante anos... Às vezes as doses aumentavam, às vezes diminuíam, mas eu nunca ficava sem medicação. Para um leigo essa informação pode parecer boba e desnecessária, mas para alguém que entende, ou para algum médico, essa informação mostra quão dopada eu estava.

Não estou dizendo que em algum período, até mesmo no decorrer do meu relacionamento com a esclerose múltipla, eu não precisasse de um reforço medicamentoso para lidar com tudo. Só estou dizendo que talvez, se não fosse o diagnóstico de bipolar, eu não tivesse que ficar tão dopada. As medicações me impediam de fazer "bobagem", mas também me impediam de viver, de sentir, de pensar...

Eu dava aula particular de matemática e era boa nisso. Tanto que meus alunos não duravam muito comigo, afinal, aprendiam a matéria rápido e não precisavam mais de ajuda. O problema é que a medicação chegou a um ponto no qual eu não conseguia mais raciocinar, quanto menos ensinar...

Hoje, sem medicação, toda a bagagem de autoconhecimento que os anos de terapia me deram, e o meu empenho em meditar, propiciaram que eu reconheça o que é borderline e assim tome a atitude correta sem cair em suas armadilhas. Hoje reconheço uma crise de raiva e me recolho ou me controlo sem causar grandes estragos e sem machucar ninguém, nem eu mesma. Caso seja necessário, eu tomo um calmante leve e vou dormir. Caso sinta desespero ou ansiedade a ponto de querer me machucar, eu busco conversar com meu marido ou ligo para a minha psicóloga. No caso de ter uma crise de compulsão alimentar, eu consigo pará-la, ou pelo menos reconhecê-la e classificá-la como uma exceção, sem cair na fase da culpa exacerbada ou da autoflagelação.

Não é fácil. Não é tranquilo. Não é legal. Mas é muito mais possível do que era com a medicação...

Hoje sei que o álcool, o cigarro, e a própria comida, por se tratarem de coisas viciantes e que podem alterar o funcionamento do meu cérebro, devem ser controladas ao máximo. Tanto que tenho evitado o consumo de álcool quase ao nível dos alcoólicos anônimos, evitando o primeiro gole.

Um dos problemas de ter borderline é o preconceito. Tanto que pouquíssimas pessoas sabem sobre isso. Será uma loucura quando tudo isso se tornar público...

Balanço do dia:

- **Conquista:** conviver bem com o diagnóstico...
- **Desafios:** o preconceito...
- **Frase do dia:** "Parece drama, parece idiotice. Porque não é você que está sentindo, sou eu." — Clarice Lispector

315 / 50 dias

Daqui a dois dias eu vou à editora levar o meu livro. Uma ansiedade generalizada tomou conta de mim. Eu sei que quem ler não estará julgando o meu valor como pessoa. Não estará julgando a minha história. Ela estará julgando a obra literária produzida. Mesmo assim, é muito difícil. Muitas coisas eu larguei quando cheguei a este exato momento do caminho. Inúmeras, diversas, ecléticas. Medo do julgamento seguido de descarte. A não aprovação dela vai gerar em mim uma situação de abandono enorme. Talvez demais para mim. Como eu não tenho chance de desistir por inúmeras razões, estou entrando em pânico. Contam-se nos dedos as vezes que eu consegui terminar alguma coisa. Eu tinha que ser perfeita demais naquilo, e, como se tornou impossível atingir o patamar que eu exigia, eu adoecia e desistia. Eu sempre infernizei a minha vida com pensamentos cruéis sobre mim mesma. Diarreias mentais de pura e sádica ruindade. Quando eu consegui um estágio na empresa em que o meu pai trabalhava, a minha vida virou um inferno mental. Uma tempestade de: 'você vai estragar tudo'; 'seu pai vai passar vergonha'; 'você não está representando ele bem'; 'todos vão tirar sarro do seu pai pela filha que ele tem'; 'você é burra'; 'você é uma péssima arquiteta'; 'quem você está querendo enganar?, você só está aqui por causa dele'; 'que vergonha'...

Frases que povoaram a minha cabeça desde o primeiro dia de estágio. Em seis meses eu fiquei doente. Entrei em um nível de estresse, que meu corpo travou e eu desmaiei depois de não conseguir calcular a inclinação de uma rampa. Caí dura no chão, no meio da sala. Tive que abandonar o estágio. Passei a vida com vergonha desse episódio. Sofro só de pensar que o meu pai se decepcionou comigo. Ainda é uma ferida aberta. Culpei-me de açoite. Todo aquele medo de rejeição me levou ao limite.

Hoje posso afirmar para mim mesma que eu não tive culpa. Foi a minha condição de borderline que me levou àquilo. Por eu ter essa forma de pensar e reagir aos temas de abandono e rejeição exacerbados, eu simplesmente surtei. Fui tão cruel comigo mesma que não aguentei. Foram algumas automutilações pensando nisso. Qualquer dor física não seria maior que a dor emocional que eu estava sentindo, mas tentei provar que estava errada.

Eu, filha mais velha, não homem (não ser homem já te põe um peso extra em ser competente, inteligente e o orgulho do pai; só as mulheres da minha época entenderão), neta mais velha, trabalhando na mesma empresa do pai, não havia conseguido ser a melhor, não correspondi às expectativas de mim mesma e surtei. Hoje eu me desculpo porque sei o que tinha de errado comigo. Sei que por causa da minha condição a situação foi muito pior vivida e assimilada do que seria com qualquer outra pessoa. Ainda fiz uma coisa muito injusta. Por não saber que o problema estava em mim, eu atribuí ao meu pai essa cobrança absurda sobre mim, sendo que ele nunca falou ou fez nada que sugerisse alguma cobrança. Ao contrário. Ele sempre me apoiou muito em tudo. Atribuí a ele o meu alto padrão de exigência e perfeição. Ele não teve nem chance de se proteger dessas acusações... Eu não sabia que o problema estava em mim...

Se essa experiência foi grave? Essa história mudou a minha vida para sempre. Depois disso eu não conseguia nem olhar para a arquitetura. Eu ia e voltava vomitando da faculdade. Fazer os trabalhos era um inferno. Eu odiava tudo aquilo em que a arquitetura se havia transformado. Motivo de vergonha, de incompetência, de desamor... Terminei a faculdade aos trancos e barrancos. Nunca mais tive prazer com a arquitetura. Motivo de mais desgosto para o meu pai, que esperava uma filha arquiteta e bem-sucedida... Ou era eu que esperava? Mudou a minha vida para sempre. Não consegui mais me destacar profissionalmente em nada.

Um dia estava assistindo a uma partida de tênis com o meu pai e vimos a mesma cena. Era a grande final do campeonato mundial. Filmaram o pai do tenista, que já fora um tenista famoso, na arquibancada. Depois o tenista. Comentamos sobre a cena. Eu disse:

— O filho deve estar apavorado, com medo de jogar mal na frente do pai.

Já o meu pai disse:

— O pai deve estar orgulhoso de ver o filho disputando uma final, independentemente do resultado.

Balanço do dia:

- **Conquista:** ver com clareza episódios tristes...
- **Desafios:** continuar positiva...
- **Frase do dia:** "Nós poderíamos ser muito melhores se não quiséssemos ser tão bons." — Freud

316 / 49 dias

A pílula acabou

Quando fecho os olhos e me vejo
Quanto à vida que passou
Desde o primeiro gracejo
Até a pílula que acabou.
Agora não mais desejo
A calmaria que ficou.

Hoje se explodo não sou só e queimo
Sofro, curo e aprumo
Não só proponho como teimo
Busco escudo e escuro

Tanto luto quanto treino
Mergulho mudo e me desnudo.

Agora não mais desejo
A pílula que acabou.
Se quebro e esconjuro
Tanto surto e passou.
Junto os pedaços e suturo
Respiro fundo e sarou.

Patrícia Fernandes

Balanço do dia:

- **Conquista:** catarse sobre remédio...
- **Desafios:** não desejar mais o silêncio químico...
- **Frase do dia:** ...

317 / 48 dias

Pronto. Agora a sorte está realmente lançada. A reunião com a editora foi muito boa. Agora ela vai ler o livro e me dar um parecer no começo de setembro. Que ansiedade! Não só por mostrar o meu trabalho, a minha vida, mas por pensar na reação dos meus pais e da minha família ao livro. Até agora, da família, apenas o meu marido leu. Paciência. Já joguei para o universo. Agora é com ele. Apesar de se tratar da minha vida, tenho certeza de que causará muitas surpresas, e talvez algum sofrimento. Principalmente se este, ao qual estou me dedicando agora, for publicado. Só espero que tudo acabe bem...

Vou colocar uma foto minha careca na sala. Só para eu não me esquecer do que me trouxe até aqui. Tudo por que passei para estar escrevendo este texto neste momento. Para estar concretizando o sonho da minha vida, escrever e ser lida, eu tive que passar por muita coisa. Muita coisa mesmo. Meu marido suportou muita coisa para que neste instante eu possa estar viva para contar. Estava falando com uma nova amiga e ela concordou comigo. Esquecemos muito fácil. Ela sofreu um acidente muito grave. Passou dias, meses tomando morfina. Sentiu na pele o que é depender de alguém quando se é tão independente na vida. Sofreu muito, e agora, que está recuperada, retomando a sua vida, vê o quanto a visão de mundo mudou. E também o quanto é necessário lembrarmos o tempo todo de como estávamos no nosso pior momento e como fomos fortes para chegar até onde estamos. Como eu li uma vez: "Todos querem o que temos, mas poucos estão dispostos a pagar o preço que pagamos." E agora que conseguimos reconquistar o direito de estar vivas, não podemos desperdiçar um único dia cinza. Nos dias de vitória é necessário lembrar de que foram os dias difíceis superados que permitiram tanta alegria. Eu tenho tendência a minimizar o sofrimento que passei e a achar que talvez não tenha sido tão ruim assim. O problema é que pensando assim acabo achando que não mereço certas alegrias, e que algumas vitórias também são menores do que realmente são. Talvez ter uma foto na sala mantenha acesa a minha memória.

Outro assunto também surgiu neste dia. Sobre a vida de um casal de amigos muito queridos. O filho deles é autista. Ele teve uma evolução maravilhosa nos últimos meses.

Está fazendo coisas que talvez nem nos melhores sonhos fossem possíveis. Muitos atribuem a Deus tal melhora. Poucos viram as intermináveis horas nas salas de espera das clínicas. As idas e vindas de ônibus, com chuva, sol, frio, calor. As manhãs frias em que tiveram pena de tirar o filho da cama cedo, mas com o coração partido e pensando num bem maior, colocaram um sorriso no rosto e seguiram em frente. As horas de ansiedade e de dúvidas. As noites mal dormidas. A quantidade de lágrimas derramadas. A melhora do filho é uma vitória dela e do marido, sem tirar o mérito de Deus, mas atribuir todos os méritos a Ele também é um pouco demais. Na hora do brinde à melhora dele, tudo isso tem que estar na taça, as lágrimas, o suor, os sorrisos, as dúvidas...

Damos pouco valor para o caminho e muito valor para a chegada. Talvez o que realmente importe seja o percurso. Na hora do autógrafo tudo estará na tinta, caso esse dia realmente chegue...

Balanço do dia:

- **Conquista:** ter consciência das coisas...
- **Desafios:** não esquecer...
- **Frase do dia:** "Não somos apenas o que pensamos ser. Somos mais; somos também o que lembramos e aquilo de que nos esquecemos; somos as palavras que trocamos, os enganos que cometemos, os impulsos a que cedemos, sem querer." — Freud

Falou tudo!!!

319 / 46 dias

Tive muito orgulho de mim ontem. Apesar de todo o perrengue familiar, minha mãe, meu marido e eu fomos tomar café em uma padaria perto de casa. Chegando lá, eu queria enfiar o pé na jaca. Lembrei-me de tudo o que eu comia lá quando a frequentava assiduamente, e não tinha nem freio nem discernimento para escolher o mais saudável, ia só pelo sabor mesmo. Olhei os bolos, os salgados, as tortas, os doces... Comecei pedindo um cappuccino e uma minicoxinha. Como o assunto não estava muito agradável, resolvi escolher um bolo bem gordo. Fui até a vitrine e olhei, olhei, olhei, olhei de novo, e nada. Nada chamou a minha atenção a ponto de esquecer quantas calorias tinha. Voltei frustrada. Acabei comendo um pedaço do bolo indiano que a minha mãe pediu. Bolo com castanhas, farinha integral e pouco açúcar. Saí bem satisfeita. Por mais que eu pense em chutar o balde, o meu organismo está tão doutrinado, e ouso até dizer, saudável, que eu não tenho vontade. Não estou dizendo que não consigo ir a uma lanchonete e comer sanduíche, batata frita e um sorvete de sobremesa sem problema. Só estou dizendo que quando a vontade é mais ou menos e as calorias são muitas, eu acabo escolhendo não comer. Mesmo assim, quando exagero um pouco em uma refeição ou me afogo em fast food, acabo não comendo mais nada relevante no dia, a não ser iogurte e talvez uma fruta, o que faz com que de algum jeito as calorias compensem.

Estou ensaiando ir a uma churrascaria com o meu marido há mais de seis meses, mas tenho tanta pena de gastar um bom dinheiro em um rodízio e comer pouco, que ainda não fui. Eu nunca imaginei que conseguiria chegar a esse ponto de maturidade alimentar. Só uma coisa ainda me tira do prumo: milk-shake de creme. É a minha kriptonita...

Balanço do dia:

- **Conquista:** ter internalizado a reeducação alimentar...
- **Desafios:** manter-me longe de milk-shake de creme...
- **Frase do dia:** ...

320 / 45 dias

Pensamentos soltos:

— Este ano eu fui mais comedida no diário. Escrevi num interalo maior de dias. Acabou ficando melhor. Tenho mais coisas para contar e consigo desenvolver os assuntos.

— Também me pesei menos; ainda não sei se isso é ou será um problema. Estou ganhando mais músculos, que pesam mais, mas mesmo assim isso não deveria ser uma desculpa.

— Não sei se a idade também conta, mas sinto que estou menos ansiosa com as coisas. Sinto que tenho consciência do que posso ou não mudar. O que posso, eu até procuro fazer alguma coisa. Mas o que não tenho competência, influência ou poder de mudar, eu não esqueço, mas tento não sofrer, pelo menos. Isso garante um pouco a estabilidade emocional. Menos quando o assunto é o meu livro e a falta de resposta da editora — daí toda a estabilidade desmorona, mas fora isso...

— O ano está acabando, e pelo andar da carruagem ele será menos volumoso do que o anterior, mas nem por isso menos importante...

Balanço do dia:

- **Conquista:** bons pensamentos...
- **Desafios:** não quero pensar neles...
- **Frase do dia:** "Eu descobri que não tenho um dia-a-dia. É uma vida-a-vida. E que a vida é sobrenatural." — Clarice Lispector

321 / 44 dias

Desde que nasci busco o meu caminho, o porquê de tudo, de cada acontecimento na minha vida. Poucas vezes vivi o presente. Presente tem este nome por ser realmente um presente, dado a nós pelo Deus que escolhemos. Qualquer um deles. O que você julgar ser sagrado naquele momento da sua vida. Você pode mudar de ideia no momento que julgar necessário. Só você viveu a sua vida. Só você teve as experiências que teve. Só você pode julgar o seu limite naquele momento.

O que fez alguns homens e mulheres sobreviverem ao Holocausto, eu nem posso imaginar. A dor física e mental que eles passaram é incalculável e imensurável. Mas em algum momento eles escolheram pagar pra ver. O preço foi diferente para cada um. Mas foi o esforço de cada um que os fez sobreviverem a um dos piores sofrimentos do homem. A decisão é de cada um. O preço a pagar é alto para qualquer mudança, mas o prazer que propicia é igualmente recompensado. Hoje sou muito melhor do que fui e espero ser amanhã melhor do que sou. Como no livro passado, em que um objetivo de um ano pôde ser concluído com êxito só por não ser negativo, como o objetivo de guardar dinheiro, em que pouquíssimo é diferente de nada, eu afirmo: um pouco é melhor do que nada. Eu posso evoluir pouco, e mesmo assim estarei evoluindo. Cada preconceito que eu consigo quebrar, cada julgamento ao outro que eu não exponho, mesmo que eu pense, cada pessoa que eu consigo alertar, dizendo que precisamos conhecer as nossas reais condições para podermos viver a vida, já valeu a pena. Eu tomei as minhas decisões. Tome as suas.

Balanço do dia:

- **Conquista:** conhecer as minhas condições, esclerose e borderline...
- **Desafios:** viver com as minhas condições...
- **Frase do dia:** "Progresso, não perfeição." — frase do filme "O protetor"

323 / 42 dias

Ainda existem dias nos quais é muito difícil viver. Dias nos quais as compulsões, as tristezas, as vozes internas não me deixam dormir. Nesses dias sinto que sou um grande engano. Que tudo o que sinto e escrevo, penso e faço, não tem valor algum. Dias nos quais me arrependo de ter levado o livro à editora, que tenho vergonha de ter acreditado que todo este projeto e todo o material produzido tenham algum valor. Nesses dias sinto que não deveria ter sobrevivido. Meu ego ganha todas as argumentações. A única coisa que quero é comer até que o vazio e o sofrimento acabem soterrados ou engasgados, e morram. A dor de existir é muito maior do que a força de resistir.

A culpa por sentir tanta tristeza é tão grande quanto profunda. Meu marido não merece alguém tão irritada, tão infantil, tão fraca, tão pequena. Mas a dor e o vazio não sentem vergonha...

Tudo ao meu redor grita a minha incompetência. Infelizmente os gritos de protesto e de amor dele parecem sussurros...

Quero morrer novamente. E tudo o que evoluí e lutei caem por terra depois de dois ou três pedaços de pizza sem gosto e meia panela de brigadeiro de colher enjoativos demais. Sei que segurei a compulsão de comer, o máximo que consegui. Sei que escolhi comer o que traria menor prejuízo. Sei que, se tivesse me deixado levar, comeria infinitamente mais. Mas a noite mal dormida pela indigestão e pela culpa só selam o meu fracasso.

Pensei que já tivesse superado tudo isso. Pensei que poderia ter recaídas, mas que seriam amenizadas por todo o conhecimento adquirido. De novo estava enganada. Dias como hoje, eu deletaria tudo. Toda essa tentativa de continuar escrevendo sobre a vida e as batalhas de alguém tão imperfeita e frágil. Como posso achar que eu ou a minha história sejam especiais de alguma maneira?

Meu corpo continua sendo o meu martírio. Quando acho que estou fazendo menos esforço para andar e que posso ter esperança de conseguir esquentar uma água para fazer um chá sozinha, ele endurece, falha, resiste, retrocede. Joga todo o meu esforço no chão e desdenha das minhas expectativas...

As lágrimas jorram e eu já não tenho força para resistir. Será por causa do borderline? Será uma nova tireoidite surgindo? Será o pavor do julgamento por meu livro estar sendo analisado? Será a depressão voltando? Só sei que se tudo isso durar mais alguns dias eu talvez não aguente a pressão.

Não consigo meditar. A ansiedade faz o coração acelerar, e respirar não é uma opção.

Já vivi dias como hoje. Várias vezes. Num deles, rasguei com estilete todas as telas que havia pintado que estavam na minha casa. Quebrei suas molduras e escondi os pedaços. Em outro eu tomei mais calmantes do que deveria. Em outro eu deixei cair no meu pé um martelo. Em outro eu bati com a cabeça umas duas ou três vezes no criado-mudo até formar um galo condizente com um acidente, que doesse o bastante para calar tanto sofrimento.

E hoje? O que eu faço hoje? Infelizmente não posso mais recorrer a nenhum desses paliativos. Não posso mais me deixar levar pela automutilação. Pela compulsão alimentar seguida de bulimia. Não tenho mais esses direitos. Lutei muito para que, em um dia muito ruim, eu retroceda dessa maneira. Não posso. Não devo. Não quero. Eu não mereço. Meu marido não merece. Meu Deus, então, como calar esta dor que esmaga a minha alma? Escrever tem que bastar. Tem que bastar. Precisa bastar.

Ainda bem que amanhã eu tenho terapia...

Mais tarde, nesta mesma noite, eu achei um poema que escrevi um ano após o transplante, que deveria ler sempre para me lembrar de quanto posso ser forte e otimista.

Bem-vinda

Vento, liberdade
Movimento, instabilidade
Este é o meu melhor momento
Nada me prepararia
Para tamanha alegria.

Como criança me vejo
como adulta eu penso
Se eu pudesse sussurrar
Pediria para ela parar de chorar
Cada mudança e doença
Tudo passa
Tudo passa.

Drama, dor, catarro
Fama, calor, inchaço
Vida sobre um fino traço
Fino, frio de aço
Pulsa, escorre, verga
Marca, absorve, liberta
Dentro, tão perto.

Quase não acho certo
Voltar a acreditar
Na bagagem leve
Histórias para contar
Voar é para poucos
Para a vida; um abraço.

Patrícia Fernandes

Escrevi pensando no "livro" que estava prestes a começar. Escrevi também no auge da esperança e da melhora física que o meu corpo experimentava pós-transplante. Talvez eu esteja certa. Talvez realmente tudo passe. Então por que não consigo simplesmente acreditar? Continuo buscando dentro forças que não encontro fora. Como se eu tivesse deixado registrado para mim mesma que eu consigo.

Esse poema estava dentro de uma pasta de desenhos que peguei hoje para me martirizar e me mostrar o quanto produzo coisas inúteis. Acho que o tiro saiu pela culatra. De alguma maneira ainda inexplicável, minhas lágrimas secaram. Como prometi desde a jornada anterior não racionalizar os sentimentos e pensamentos que registro nos diários, terei que manter este dia com a carga emocional que vazou por meus dedos. Sou um ser de extremos, tenho que me conformar com isso. Desta vez, escrever bastou. Só posso dizer que não é nada fácil ser eu...

Balanço do dia:

- **Conquista:** não sucumbir às velhas saídas...
- **Desafios:** continuar respirando...
- **Frase do dia:** "Escrever é procurar entender, é procurar reproduzir o irreproduzível, é sentir até o último fim o sentimento que permaneceria apenas vago e sufocador. Escrever é também abençoar uma vida que não foi abençoada." — Clarice Lispector

"Eu escrevo para nada e para ninguém. Se alguém me ler será por conta própria e auto-risco. Eu não faço literatura: eu apenas vivo ao correr do tempo. O resultado fatal de eu viver é o ato de escrever." — Clarice Lispector

Ela me entende, talvez porque, pelo que pesquisei, ela também tinha traços de personalidade borderline.

325 / 40 dias

Estou aprendendo um pouco mais sobre borderline com a Dr.ª Ana Beatriz Barbosa Silva e com outros estudiosos do assunto. Também estou com o nome de dois livros que pretendo ler em breve. O primeiro é "O adolescente borderline" (organizado por José O. Outeiral; traduzido por Cristina Muller. Porto Alegre: Artes Médicas, 1993. CDU: 615.9 - 053.3). Livro escrito sob a ótica de psiquiatras e historiadores. Faz um apanhado geral sobre a descoberta e o desenvolvimento do diagnóstico Borderline, visitando vários autores.

O segundo livro é "Vencendo o transtorno da personalidade borderline com a terapia cognitivo-comportamental: manual do paciente", de Marsha Linehan (tradução Ronaldo C. Costa; Revisão técnica Melanie O. Pereira. Porto Alegre: Artmed, 2010. ISBN: 978-85-363-2231-5). A autora é psicóloga e sofre desse transtorno de personalidade. Ela usa a terapia cognitiva dialética no "tratamento" da pessoa com este transtorno de personalidade específico. Já dei uma boa olhada neste segundo livro, e me parece ser um verdadeiro manual de sobrevivência da pessoa borderline.

O terceiro livro é "Corações descontrolados: ciúmes, raiva, impulsividade — o jeito borderline de ser", de Ana Beatriz Barbosa Silva (Rio de Janeiro: Objetiva, 2012).

Com todas as minhas leituras e pesquisas, aprendi muitas coisas e reforcei outros conhecimentos. É um transtorno de personalidade que pode levar em média dez anos para ser diagnosticado. É uma personalidade que é 100% emoção. Todos podem sentir o que é ser borderline no momento em que se apaixonam. Ao se apaixonar a pessoa fica obsessiva, possessiva, focada, dramática, emotiva, quase irracional. A pessoa borderline vive nessa loucura emocional. A pessoa com o transtorno de personalidade borderline tem uma desregulação emocional que é fruto de uma disposição biológica, junto com um contexto ambiental que a torna hipersensível e hiper-reativa aos estímulos emocionais. Ela é incapaz de modular as reações aos estímulos emocionais. Ao tentar inibir ou encontrar a resposta emocional adequada ou "normal", ela perde a identidade e aumenta a sua dependência emocional. A falta de uma identidade causa um vazio enorme, que ao tentar ser preenchido abre as portas para vícios, comportamentos de risco e instabilidade emocional. As tentativas de suicídio e automutilação são tentativas deturpadas de acabar com o sofrimento emocional. A arte foi extremamente influenciada pelos borderlines. São pessoas encantadoras, fluidas, divertidas, apaixonantes e ao mesmo tempo enlouquecedoras. O único tratamento que realmente funciona é a terapia, junto com doses específicas de remédio durante as crises de raiva ou de fúria. Não tem cura, por ser uma característica da personalidade, por fazer parte da pessoa, mas tem controle. E é possível à pessoa, ao se conhecer melhor e conhecer as suas reações e gatilhos, viver normalmente e em paz. As quatro grandes características são:

— Instabilidade de humor. Varia muitas vezes ao dia. Em questão de minutos a pessoa pode se emocionar com um pôr do sol e se apaixonar pela vida, e no minuto seguinte, ao ter um pensamento ruim, passar a odiar o mundo. É diferente da pessoa bipolar.

— Relacionamentos íntimos, amorosos e familiares, variando entre amor e ódio, com ataques de fúria.

Dependem do outro para ser. Ao depender do outro, está sujeito a se decepcionar, a não ter os desejos satisfeitos da maneira que gostaria e a se sentir rejeitado ou abandonado, o que dispara os gatilhos negativos.

— Impulsividade. Descarga de raiva e fúria que são incompatíveis com o fato em si. A automutilação física e mental é implacável e indefectível. É capaz de realizar atividades perigosas e que colocam a sua vida em risco sem pensar.

— Autopercepção extremamente negativa. Só veem os defeitos e não as qualidades. Tudo o que produzem é horrível, imprestável e descartável. A imagem no espelho é odiosa e pavorosa. Não existe autoestima. O transtorno alimentar é uma forma torta de tentar mudar a imagem do espelho. Sente que tem que fazer o que for necessário para tentar se encaixar. Nunca se sente apta ou merecedora para receber coisas ou sentimentos bons.

Hoje eu posso garantir que eu estou muito perto de concluir esta jornada "Sobre mim". O ano passado eu descobri e confrontei as minhas entranhas. No diário "Por dentro de mim" eu organicamente arrumei a casa. Organizei a minha alimentação, o meu relacionamento com Deus, a minha vida financeira, mantive a fisioterapia e a manutenção física. Neste diário eu não sabia muito o que esperar. Estava um pouco confusa sobre qual seria o próximo passo. Mas me mantive atenta e registrando toda e qualquer mudança física e mental. Como resultado, descobri e confirmei as condições que me balizam e me formam como ser humano dentro da sociedade e dos meus relacionamentos. Sendo diagnosticada como borderline, eu pude estudar, reconhecer e aprender sobre como eu funciono, como eu lido com os meus sentimentos e emoções, e como eu devo me apresentar para o mundo. Sabendo quanto eu não confio no meu talento, acabei terceirizando essa avaliação. Sabendo quanto eu me acho feia e gorda, acabei deixando para o meu marido a análise do que está bizarro e do que está aceitável em relação ao meu vestuário, pelo menos até que eu consiga fazer isso sozinha, e com isso ganhei a liberdade de usar short, uma peça que nem em sonho faria parte do meu guarda-roupa. Nos meus dias cinza, eu me recolho, escrevo, medito, vou à terapia e tomo sorvete. Nos meus dias azuis eu saio e enfrento o mundo. Nas crises de fúria e de raiva, o meu marido segura as pontas e eu tomo um calmante. Não estou curada, não estou isenta dos dias de sofrimento, não estou livre das crises e da automutilação mental que me inflijo todos os dias, mas agora tenho ferramentas e instrumentos para conviver de maneira mais saudável com este transtorno de personalidade tão difícil.

Eu tenho pelo menos duas condições na vida. Uma é a esclerose múltipla, e a outra é o transtorno de personalidade borderline.

Não, o ano ainda não acabou. Ainda tenho que voltar à nutricionista, fazer a bioimpedância para descobrir quanta gordura eu transformei em músculo, e com que peso estou agora. Ainda estou esperando a resposta da editora, a resposta mais importante de todo este ano. Por mais que eu saiba que existem outras editoras e que ainda posso publicar o meu livro por outras plataformas, ainda tenho muita expectativa por essa primeira. Sei também que a "rejeição" dela pelo meu trabalho será um golpe muito duro, e do fundo do coração espero que não seja fatal...

Balanço do dia:

- **Conquista:** conquistar quase tudo "Sobre mim"...
- **Desafios:** ainda faltam coisas importantes neste ano...
- **Frase do dia:** "Renda-se, como eu me rendi. Mergulhe no que você não conhece como eu mergulhei. Não se preocupe em entender, viver ultrapassa qualquer entendimento." — Clarice Lispector

327 / 38 dias

A arte de depender

Depender é pender
Pender para o lado contrário
Daquele que devia ser
Ter que ser conduzida de volta
Independente da força do querer.

Depender é ceder
Ceder ao outro seu relicário
Tão caro, tão frágil e torcer
Para que com ele não aconteça nada
Nem quebrar, nem trincar, nem derreter.

Depender é transcender
Transcender a concreticidade da vida
Acordar, vestir, comer, banhar, fazer
Coseguir ir além e ser dentro do depender
Apesar do depender conseguir voltar a ser.

Patrícia Fernandes

Balanço do dia:

- **Conquista:** definir depender...
- **Desafios:** continuar a depender...
- **Frase do dia:** ...

328 / 37 dias

A ansiedade está enorme. Cada dia que passa e a moça da editora não entra em contato é um tormento. Tento pensar em outras coisas, tento mudar de assunto, mas a cabeça parece um disco riscado. Sem contar o meu ego que não cala a boca, me diminuindo e me desdenhando...

A terapia foi muito boa. Vi como a soma de tudo o que passei durante a semana pode culminar em um surto de tristeza e choro. O bom é que, apesar do sofrimento, estou conseguindo sobreviver sem cair em velhas armadilhas. Estou de parabéns, mas preciso continuar atenta sempre.

Não sei direito por que, mas o meu corpo está bem debilitado. Quase não consegui subir as escadas desta vez. Foi por muito pouco que eu não desisti.

Lembrando do ano passado, esta confusão pode estar ocorrendo por se tratar da reta final de mais uma jornada. Talvez esse seja um motivo...

Balanço do dia:

- **Conquista:** não sucumbir aos antigos subterfúgios...
- **Desafios:** segurar a ansiedade...
- **Frase do dia:** “Você sabe que chegou ao cúmulo da ansiedade quando fica ansiosa até pra ansiedade passar.” — Tati Bernardi

329 / 36 dias

Algumas considerações.

Voltei a ter pequenas conquistas, como dobrar as roupas do varal, ir e voltar do carro de andador, passar hidratante no corpo, cortar e lixar as unhas. Parece pouca coisa, mas para quem já não conseguia mais fazer são grandes conquistas. Fruto de fisioterapia quatro vezes por semana, fruto do novo tratamento de estimulação muscular, fruto de muito esforço.

A minha alimentação está boa. Não tenho me empenhado em emagrecer. Estou comendo alimentos mais saudáveis, sim, mas também tenho comido bobagem, em pequena quantidade. Fui almoçar na casa da minha mãe e comi com parcimônia, mas comi massa, bolo e chocolate. Ando muito ansiosa e por isso muito comilona. Apesar de controladas, as vontades não me faltam... Acho que engordei desde a última pesagem. Sei que ganhei bastante massa muscular, mas a minha barriga também está maior. Tenho orgulho de todas as minhas escolhas, sei que foram as melhores sempre, mesmo quando sabia que talvez não fossem as mais light. Comi com prazer e com responsabilidade. Vou me pesar em breve...

Continuo seguindo os ensinamentos budistas, mas às vezes é muito difícil. Na maioria das vezes eu consigo não tomar o veneno que me oferecem. Do curso sobre budismo, terminei o primeiro módulo. Não vou passar para o segundo enquanto não conseguir colocar em prática as coisas que aprendi no primeiro, pelo menos na maior parte do tempo. Viver no presente tem sido um exercício diário. Tento focar no que estou fazendo no momento, e quando consigo curto cada minuto. Mas isso requer muita concentração, pois os pensamentos distraem muito e atrapalham. Ainda é uma lição difícil de colocar em prática, mesmo parecendo simples.

Contei para algumas pessoas sobre o borderline e fui melhor recebida do que imaginava. Acho que foi pela maneira positiva como contei. Afinal de contas, desde o diagnóstico a minha vida mudou muito, e para melhor. Consegui dar exemplos e me desculpar por acontecimentos e reações que foram claramente influenciadas diretamente por esse transtorno de personalidade. Consegui mostrar os meus limites e as minhas dificuldades com honestidade e leveza. Vamos ver como vão se desenrolar as coisas daqui para frente.

A meditação anda tranquila, apesar de um pouco mais curta. Tenho me concentrado mais em escrever e escutar música, duas formas de meditação nas quais a ansiedade se intromete menos...

O meu casamento anda melhor do que nunca. Estamos conseguindo conversar com maior assertividade. Desde o diagnóstico ele tem sido mais compreensivo, não me provoca e me ajuda quanto à minha autoestima. Eu ando mais carinhosa, mais gentil e mais vaidosa.

Balanço do dia:

- **Conquista:** mesmo lentamente, continuar evoluindo...
- **Desafios:** ainda tem sido segurar a ansiedade...
- **Frase do dia:** "A forma como escolhemos ver o mundo cria o mundo que nós vemos." — Barry Neil Kaufman

331 / 34 dias

Minha relação com a crítica mudou um pouco hoje, depois que me toquei de algumas coisas. Sempre lidei muito mal com críticas, muito mal mesmo. Uma critica significaria um erro, um erro significaria uma falha, que significaria imperfeição, que significaria rejeição, que significaria abandono, que significaria sofrimento, que significaria medo, que significaria raiva, que significaria automutilação, que significaria culpa, que significaria dor, que significaria autocrítica, que significaria fracasso, que significaria ódio por mim mesma, que cometeu um erro que significa uma falha, e assim por diante, sempre repetindo o ciclo. E se eu conseguisse quebrar um elo dessa corrente? E se eu conseguisse mudar a minha visão sobre a crítica? Estava pensando e notei que todas as grandes mudanças da minha vida vieram depois de uma critica bem feita, e as pessoas que a fizeram nunca foram esquecidas. Quando a crítica é bem feita e bem fundamentada por um motivo válido, plausível, bem estruturada, ela pode mudar uma vida para muito melhor.

Balanço do dia:

- **Conquista:** começar a mudar a minha visão sobre a crítica...
- **Desafios:** todos...
- **Frase do dia:** "Uma crítica bem feita faz crescer mais do que um elogio vazio." — Autor desconhecido

332 / 33 dias

Alguém sente exatamente o que você sente em algum lugar do mundo e pode te ajudar. Não desista. Só hoje espere amanhecer. Tanta coisa pode acontecer...

Basta um

Basta um, se não for este o próximo será
Se eu errar, desculpa, ousei me importar
Às vezes só basta um para acertar
Pare agora, o próximo pode matar.

Alguém, em algum lugar, de alguma maneira vai poder te ajudar
Vocês vão se encontrar
Pode demorar um pouco ou pode ser o próximo a passar
Vocês vão conversar
Aleatória e fatal como a gota que irá transbordar
Vocês vão se abraçar

Basta um, se não for este o próximo será
Pro futuro só posso plantar
Às vezes só basta um para acertar
Pare agora, o próximo pode matar.

Patrícia Fernandes

Balanço do dia:

- **Conquista:** ter parado de tentar...
- **Desafios:** continuar esperando amanhecer...
- **Frase do dia:** "Os suicidas, mesmo os que planejam a morte, não querem se matar, mas matar a sua dor." — Augusto Cury

333 / 32 dias

Faltam 32 dias para que mais um ano termine. Estou muito ansiosa; ainda não recebi nenhuma notícia da editora. Daqui a dois dias é feriado, então provavelmente essa resposta ainda vai demorar um pouco...

Como no ano passado, quanto mais próximo do fim mais difícil fica. Ontem tive uma crise muito feia de descontrole e raiva.

Ontem fomos à casa de uns amigos. O problema é que eles moram no primeiro andar, e para entrar no bloco ainda tem mais um lance de escadas. Já faz alguns dias que o meu joelho direito está doendo bastante. Tanto que já marquei uma consulta com o ortopedista para a semana que vem. Tenho muito medo de que, agora que estou levemente mais ativa, o joelho me impeça de progredir. Pode ser desde uma tendinite até um problema mais sério. O fato é que escadas realmente não são nada boas para o meu joelho. Briguei bastante com o meu marido para ir. Ele, como sempre, pensando no meu bem e tentando me proteger, não queria que eu me arriscasse a sentir mais dor ou que acabasse me machucando mais. Eu tive que lutar muito para convencê-lo de que valia a pena arriscar. Para diminuir os riscos, experimentei a minha joelheira para estabilizar o joelho e as duas tornozeleiras para estabilizar os tornozelos, e vimos que talvez funcionasse. Para ajudar, ainda estava garoando. Fui tomar banho. Talvez a ansiedade, talvez o frio, talvez a fadiga, talvez o estado emocional, talvez tudo junto fez com que o meu entrar e sair do box fossem caóticos. Minhas pernas estavam duras e ao mesmo tempo instáveis. Tive uma crise de choro e de desespero. Sentada no vaso sanitário, comecei a surtar. Talvez realmente as minhas pernas não dessem conta do esforço. Talvez eu devesse desistir e entender que não sou mais capaz de certas coisas. Talvez a esclerose tenha me tirado realmente tudo. Fiquei com muita raiva de mim mesma. Carinhoso e sentado no chão do banheiro, tentando me acalmar, o meu marido disse que me ajudaria, e que se eu precisasse ele me carregaria no colo. De algum jeito a gente subiria os degraus. Levei algum tempo para sair da crise. Chegando lá, a chuva apertou, só para ajudar mais um pouco. Subi com certa tranquilidade. Ele ia colocando cada perna no degrau superior e com a ajuda do corrimão eu ia subindo. A festa foi deliciosa. Muita conversa, comida boa e alegria. Valeu a pena ter ido.

Na volta foi um pouco mais complicado. Descer a escada é muito mais difícil. No último degrau os meus pés ficaram mal posicionados e graças ao meu marido e meu amigo que agiram com rapidez eu não torci ou quebrei os dois tornozelos. Acho que as tornozeleiras também ajudaram um pouco. Fiquei com muito medo. É impressionante como o meu corpo ainda é frágil. Nas pequenas e grandes coisas. Pensei que estivesse um pouco melhor fisicamente. Apesar disso, fiquei muito feliz por ter ido. A noite foi deliciosa. Mesmo com todo o estresse, eu não bebi nada alcoólico, não comi demais e só repeti a sobremesa porque o bolo estava maravilhoso.

Hoje, depois da fisioterapia, depois de muito alongamento bem dolorido, a dor no meu joelho passou. É muito bom ficar sem dor.

Na semana que vem eu tenho consulta com a ginecologista, vou ter que me pesar e estou em pânico. Apesar de ter plena consciência de que não estou chutando o balde, ainda me vejo muito gorda no espelho. Mesmo sabendo que minha visão não é real, eu ainda acredito nela...

Às vezes é muito cansativo ser eu...

Balanço do dia:

- **Conquista:** crise controlada sem estragos...
- **Desafios:** continuar lutando...
- **Frase do dia:** ...

335 / 30 dias

Fui à fisioterapia muito desanimada e muito desesperançada. Minha energia estava muito baixa. Ela notou. Ficamos conversando sobre os acontecimentos da noite anterior. O susto foi muito grande de torcer os dois tornozelos ao mesmo tempo. Muita coisa poderia ter surgido por conta desse possível acidente. Poderia ter sido uma torção simples, mas também poderia ter rompido os dois ligamentos ao mesmo tempo. Teria que parar totalmente de andar por um período ou para sempre... Faço pouquíssimas coisas em pé, porém importantíssimas...

Depois de racionalizar bastante sobre tudo, consegui chegar a algumas conclusões. Apesar de grave, esse quase acidente foi explicável. Eu estava um pouco estressada, ou pelo menos mexida com a crise da tarde. Tive que fazer um esforço físico grande. Estava frio. Estava insegura. Ainda bem que deu tudo certo e consegui sair ilesa. Os dois haviam feito um bom trabalho. O meu marido, por não me soltar, e eu por não desistir. Foi uma das raríssimas vezes que, frente a um acidente, no exato momento em que eu me liguei que era grave e que eu poderia me machucar feio, tomei uma decisão diferente das que eu geralmente tomava.

Primeiro tenho de descrever o momento exato para que eu seja melhor entendida. Meu marido estava na minha frente segurando todo o meu peso por um abraço, e não conseguia ver os meus pés. Eu estava com os dois pés tortos, apoiados pela lateral externa do tênis. Ele estava perdendo as forças, e eu sentindo dor nos tornozelos. Quase chegando ao ponto da dor que eu senti quando estava pulando em cima de uma cama elástica, aos vinte e quatro anos, e torci e rompi parcialmente os ligamentos do tornozelo direito. Um sinal vermelho surgiu na minha cabeça e na velocidade de um piscar de olhos tomei a decisão entre:

— Tentar o máximo, mas, se desse errado, saber que este acidente resultaria em dor física por um longo período, além de atenção médica e remédios, com o bônus de não ter culpa de ter acontecido, ser cuidada por todos e ter a "desculpa" de fracassar na tentativa de melhorar fisicamente...

Ou...

— Tentar o máximo, gritar, chorar, pedir ajuda; ter a consciência de que não quero me machucar; que vai demorar para curar, que vou perder a pequena independência que ainda tenho, que vou cair na armadilha da atenção novamente, que não preciso mais disso, que quero continuar saudável e que estou em um momento feliz...

Claro que qualquer pessoa diria: — Qual pessoa doente escolheria se machucar? Eu te respondo: — Eu. Na minha cabeça borderline, faz muito mais sentido "aproveitar" um acidente que não foi planejado, como uma oportunidade de automutilação grátis. Uma oportunidade de férias da própria cabeça e das guerras internas emocionais sufocadas pela dor física da recuperação. Se quase não conseguia dormir de dor quando rompi o ligamento de um pé, imagina dos dois. Era a minha chance. Oportunidade de atenção e carinho. Oportunidade de confirmar que tudo o que eu faço não presta, de que sou toda errada, e de voltar para o meu casulo escuro. O que eu fiz?

Eu me agarrei ao meu marido com toda a minha força, gritei para ele não me soltar de jeito nenhum, gritei para o meu amigo vir arrumar os meus pés e busquei forças no Universo para não esticar mais nenhum milímetro os tendões. Eu lutei para sair ilesa desse acidente. Eu fiz o impossível para não ceder.

Acho que isso é uma concretização de todos os ensinamentos e de todos os aprendizados que tive neste ano. Eu tive a oportunidade de tomar uma atitude diferente do que automaticamente eu tomaria. Uma atitude consciente e principalmente positiva. Quis o meu bem como em poucas vezes na vida eu quis.

Pode parecer loucura, mas acho que estou conseguindo mudar o funcionamento do meu cérebro. Talvez a maturidade, junto com a terapia, junto com a descoberta do diagnóstico, junto com os diários, junto com o amor do meu marido, tudo isso esteja mudando a minha vida para muito melhor, tudo isso esteja me curando.

Claro que acidentes acontecem e que a minha vontade poderia não ser o bastante para evitar uma lesão. Claro que não estou livre de algo que fuja do meu controle, mas dessa vez a minha força bastou...

Agora preciso me parabenizar, me abraçar e voltar a escutar do meu corpo o que ele precisa para continuar melhorando.

Balanço do dia:

- **Conquista:** alguma coisa mudou...
- **Desafios:** muitos...
- **Frase do dia:** "O progresso é impossível sem mudança; e aqueles que não conseguem mudar as suas mentes não conseguem mudar nada." — George Bernard Shaw

336 / 29 dias

A gota

Toda tempestade começa com uma gota
As minhas não são diferentes
Uma única, que pequena gota
Sozinha é tão indiferente
Não tem nenhuma culpa, a gota
Ela não sabia que outras trilhares a seguiriam
Tão inocente é a gota

Tadinha da gota
Tão desprezível quanto imprescindível
Perdida no todo se encontra a gota
Personagem ativa no caos inexorável
Participar é sua responsabilidade gota
O que seria da tempestade
Se não fosse a união da cada gota

Patrícia Fernandes

Balanço do dia:

- **Conquista:** reconhecer a primeira gota...
- **Desafios:** continuar reconhecendo as primeiras gotas...
- **Frase do dia:** ...

337 / 28 dias

Estou tão feliz que quase não caibo em mim. Acabei de receber uma mensagem da editora. Eles têm interesse em publicar o meu livro!!! Sim, ela gostou muito do livro, desde o título até o final. E o mais maravilhoso, ela quer publicar o meu livro no dia 3 de outubro, dia no qual dei início a toda esta jornada de transformação e de evolução. Nem nos meus melhores sonhos eu escolheria data melhor. Lançarei na primavera. Ainda estarei escrevendo este diário. Imagina terminar este novo livro com o lançamento do primeiro, seria maravilhoso. Um inesperado e especial final. Até diria épico. Quem ler o primeiro diário saberá o quanto eu desejava e sonhava escrever um livro. Para quem não leu, vou transcrever um dia em especial.

266 / 099 dias

As duas estatuetas que eram do meu avô chegaram pelo correio hoje, uma de Dom Quixote e outra menor, do Sancho Pança. Elas ficavam no gabinete do meu avô, que era escritor. Foi ele que me inspirou e despertou o meu desejo de escrever. Quando criança, fui à noite de autógrafos de seu livro de poesias e inconscientemente decidi que era isso que eu queria para a minha vida. Quando escondida eu entrava no seu gabinete e olhava os livros e objetos de decoração, eu sonhava em ter um cantinho como aquele para mim. Hoje, além de ter um atelier, tenho duas estatuetas que faziam parte do seu gabinete. Que testemunharam o nascimento dos livros que ele escreveu. Fiquei muito feliz e emocionada. Agora, enquanto escrevo, elas me observam e zelam por minhas palavras... Pequena, os via na imponente estante do meu avô; adulta, elas abençoam o meu 'gabinete'...

— Trecho do livro *Por dentro de mim — Diário do primeiro ano do resto da minha vida* — Patrícia Fernandes

Devo isso àquela menina de uns nove, dez anos que viu o seu avô autografando seu livro em uma noite de autógrafos, cercado de familiares e amigos, e que decidiu ali que seria escritora. Sempre cultivei esse sonho, mesmo nas horas em que tinha certeza de que não iria conseguir. Durante vários dias deste ano me questionei e me julguei incapaz disso. Duvidei de mim, da minha capacidade, da história que vivi desde o começo. Disse-me coisas terríveis, duvidei da minha inteligência, me joguei na lama. Diversas vezes pensei em deletar tudo, ou jogar no fundo da gaveta para não passar vergonha. Questionei-me sobre a minha insignificância, sobre a minha inferioridade. Firme mesmo estava o meu marido. Ele não duvidou em nenhum minuto. Obrigada, amor da minha vida!

No dia em que entreguei a impressão às mãos da editora, eu senti de alguma forma que tudo estava para mudar. Falei para o meu marido, que está de testemunha, que a partir daquele dia nada mais seria como antes. Alguma coisa me dizia que uma bifurcação estava no meu caminho — para ser mais exata, à minha frente. Acho que todos sentem isso em algum momento da vida. Um momento em que tudo está para mudar. E muda.

Vou realizar o meu sonho: — Vô, eu consegui!!!

Outra coisa maravilhosa é que só conseguirei curtir e desfrutar todo esse momento porque continuei esta jornada. Porque me mantive na linha. Porque decidi continuar tentando e me esforçando para descobrir o que tinha de errado comigo até ter o diagnóstico de borderline. Sem esse diagnóstico, eu daria um jeito de me infernizar de uma maneira a ponto de adoecer e não conseguir prosseguir. Eu daria um jeito de me fazer desistir. Mas agora estou atenta. Conheço as armas e os monstros. Posso ainda ter recaídas, mas também sei quando estou passando dos limites. Posso continuar insegura, mas sei que sou um pouco melhor do que me vejo. Meu marido me vê melhor do que me vejo. A minha editora me vê melhor do que me vejo. Vou acreditar um pouco mais neles.

Hoje posso dizer que sonhos podem se realizar, sim. Desde que você se coloque à disposição de evoluir, de aprender e principalmente de mudar.

Balanço do dia:

- **Conquista:** daqui a 26 dias publicarei meu primeiro livro...
- **Desafios:** faltam só 26 dias para o lançamento do livro...
- **Frase do dia:** "Um texto claro, sutil e ao mesmo tempo denso e repleto de significados. Significados que talvez nem a autora perceba ou tenham sido propositais na escrita, mas que se 'apegam' ao leitor e transformam a rotina de Patrícia nas nossas rotinas... Não há um só dia no diário em que alguma sensação não seja comum a todos: dor, ansiedade, medo, resignação, resiliência, desespero, alegria e amor... Em doses maiores ou menores, fazem parte da vida de todos.

Isso aproxima, traz identificação, faz com que Patrícia nos seja íntima e, agora, faça parte de nossas vidas. Um texto que marca uma linda trajetória do primeiro ano do resto da sua vida e merece ser compartilhado com todos. Parabéns!" — Cristina Jones, publisher da editora InVerso

Li e reli essas palavras milhares de vezes, e me emociono em todas...

340 / 25 dias

Ontem assinei o contrato com a editora. Irei publicar o meu livro e a noite de autógrafos será no dia 3 de outubro. Na hora da assinatura o meu marido estava ao meu lado. Existe a possibilidade de a capa ser ilustrada com um de seus desenhos. Seria a coroação de um sonho.

Saí de lá inebriada. Um misto de emoção, com medo, com orgulho, com incredulidade... Meu sonho estava se realizando!!!

Meu marido saiu de lá me chamando de escritora. Será que realmente já posso me considerar uma???

Desde domingo estou com uma gripe horrível, sem comentários!!

Consegui dar uma passada de olho por toda a impressão do livro, buscando passagens ou palavras que pudessem envergonhar a mim ou alguém de quem escrevi alguma coisa. Acho que está tudo sob controle... Mas agora, mesmo que não estivesse, não teria mais como mudar...

Estou um pouquinho em pânico, mas ainda bem que amanhã tem terapia.

Para todos que contei, só recebi de volta amor, elogios e boas vibrações. Muita gente torce por mim. Espero realmente que ninguém se decepcione com o livro...

Minha mãe quer me levar para comprar uma roupa para a noite de autógrafos. Também estou pensando em fazer as unhas, as sobrancelhas e talvez uma maquiagem leve. Caramba, está muito perto!!!

Balanço do dia:

- **Conquista:** acho que agora sou uma escritora...
- **Desafios:** não decepcionar ninguém com o livro...
- **Frase do dia:** "Sonhar com o impossível é o primeiro passo para torná-lo possível." — Confúcio

Ahhhhh, não estou cabendo em mim!!!

341 / 24 dias

A ansiedade anda meio descontrolada, mas mesmo assim estou superlúcida e controlada. Por mais louco que isso possa parecer, é a mais pura verdade. Eu e meu marido estamos muito felizes, mas tão felizes que de vez em quando nos olhamos e sorrimos, gritamos e comemoramos do nada. É uma felicidade interna que transcende. Depois de tantos anos de busca, de sofrimento, de tentativa, de fracasso, de medo, finalmente eu encontrei o meu caminho, eu encontrei algo que quero fazer para o resto da minha vida.

Durante a terapia, a emoção de chegar a este ponto da minha vida acabou transbordando. Eu só cheguei aqui por alguns motivos muito concretos. Nunca desisti de fazer terapia e de tentar encontrar respostas sobre mim e sobre o meu relacionamento com o mundo, mesmo quando era praticamente insuportável ouvir certas coisas. Meu marido nunca desistiu de mim e de me manter em segurança e viva. Minha família nunca desistiu de mim e me garantiu toda a infraestrutura para que eu tivesse sempre os melhores tratamentos e muito apoio. Eu, por mais que tivesse inúmeras vezes desistido de mim, na hora H me acovardei, ou, mais profundamente, dei-me uma próxima chance. Passei por muita coisa para chegar aonde estou e só posso dizer que valeu a pena.

Tenho certeza de que ainda tenho muito que aprender e evoluir. Não estou nem perto de uma vida perfeita. Ainda tenho muitas crises emocionais, e os altos e baixos ainda atrapalham muito o meu dia a dia. Meu físico continua me dando muito trabalho e ainda é muito difícil fazer qualquer coisa que exija mais do que alguns passos. A fadiga, o calor, o frio, os espasmos, a espasticidade, a menopausa, as dores ainda fazem parte da minha rotina. Hoje mesmo tive que fazer uma ressonância para descobrir a origem da minha dor no joelho direito, que me atormenta há meses. Mesmo assim, com tudo isso contra, eu encontrei o meu caminho. Disse para a minha psicóloga que, se alguém que ler o meu livro conseguir um alento para a sua dor, a minha vida já terá valido a pena. Quando eu estava na adolescência, o escritor Richard Bach, escritor de Fernão Capelo Gaivota, me fez companhia e me ajudou muito. Claro que não estou me comparando a ele, mas pelo fato de alguém poder ler o que eu escrevo e talvez parar para pensar, eu fico muito feliz. Então eu berro se for preciso: NÃO TENTE DE NOVO! DÊ MAIS UMA CHANCE PARA A VIDA. ELA PODE TE SURPREENDER.

Entendo todos os motivos que te levariam ao suicídio ou à automutilação. Como poucos, sei exatamente o que está sentindo. Sei o que é não se importar mais. Então eu digo: vá dormir um pouco, vá comer alguma coisa, espere amanhecer...

Durante a terapia eu também vi como aprendi a lidar com a minha condição de borderline. Depois de entender e estudar sobre como eu funciono e quais podem ser os meus gatilhos, eu aprendi a viver. Sou mais compreensiva e mais amorosa comigo. Ela me disse uma coisa muito bonita e importante. Eu cheguei a um ponto em que posso começar a ser a minha própria terapeuta. Sentar, me escutar, me acalmar e encontrar alternativas...

Também estou um pouco mais tranquila em relação à minha condição de portadora de esclerose múltipla. Entendo que meu corpo tem o seu próprio ritmo e o seu próprio curso. Sei que ele funciona muito em razão do que penso, do que sinto, do que como, do que bebo, de como estou me sentindo. Sei que quando me descontrolo a primeira coisa que acontece é perder o controle sobre as minhas pernas. E não vai adiantar me estressar. Sei que em dias de muito calor preciso buscar desesperadamente lugares frios, e mesmo assim ficarei bem mole e imprestável. Sei que nos dias de frio vou travar e sentir dor. Mas tudo isso vai passar. Terei dias bons também, e nesses dias vou aproveitar bastante.

Quanto à tireoidite de Hashimoto, outra condição um pouco mais secundária, mas não menos importante, ela também passa. Se eu estiver sempre atenta a mim e ao meu corpo, saberei quando ela está ativa, farei os exames de sangue para confirmar e tomarei as providências necessárias.

Sobre o meu relacionamento familiar e social, eu também aprendi a lidar com isso. Sei que nem sempre será fácil, mas tudo bem se eu tiver que tomar um calmante leve antes de alguma reunião mais complicada. Tudo bem, a vida é assim...

Acho que o mais importante na terapia foi escutar dela, depois de me queixar de muito medo em relação à aceitação do meu livro por pessoas queridas, que eu deveria tratá-lo como um filho. Eu o coloquei no mundo, e nem todo mundo vai concordar com a forma como eu o criei ou vai recebê-lo da maneira que eu gostaria, mas tudo bem. Ele vai seguir o seu caminho do mesmo jeito. Pessoas vão gostar e outras não. Isso não vai mudar nada. Elas não vão se decepcionar comigo, não vão deixar de me amar. E, caso isso aconteça, aconteceu...

Neste diário eu descobri mais coisas sobre mim do que poderia imaginar. Saber que eu fui capaz de evoluir e mudar do jeito que eu consegui no decorrer dos últimos dois anos é maravilhoso. Além de me dar forças e coragem para encarar esta nova e mais importante carreira da minha vida. Eu não nasci escritora, eu apenas nasci com um dom maior para transformar em palavras sentimentos e emoções. Eu me tornei escritora a partir do momento em que utilizei esse dom para transformar a minha vida e quem sabe a vida de alguém que ler as minhas palavras...

Balanço do dia:

- **Conquista:** encontrar o meu caminho...
- **Desafios:** muitos...
- **Frase do dia:** "Mude, mas comece devagar, porque a direção é mais importante que a velocidade." — Clarice Lispector

345 / 20 dias

A capa do meu livro está pronta. E o desenho do meu marido foi escolhido para ilustrá-la!!! Ficou absolutamente linda. É amarela, cor da energia. Nada poderia ser mais perfeito. Estou tão feliz que não caibo em mim. Acabou sendo um projeto NOSSO, como é a minha vida, NOSSA, minha e do meu marido...

Comprovei de novo que borderline é um transtorno de personalidade. Como parte da minha personalidade, ela está dentro de mim, enraizada. Apesar de tanta felicidade, ela consegue se manifestar. Enquanto estava no provador de uma loja de roupas, cercada pela minha mãe e pelo meu marido, experimentando e escolhendo a roupa para o grande dia, ela surgiu. Tudo estava muito gostoso. Apesar de tudo, o espelho gritava e zombava, falando coisas como: 'como pode estar feliz com este corpo?'; 'como está gorda'; 'nenhuma roupa ficará boa em você'; 'precisa dar um jeito nesse cabelo'; 'está tão velha'; 'passará vergonha'; 'sua família passará vergonha'; 'está se achando, né, coitada?'; 'vão comprar seu livro por pena, não deveria ter assinado o contrato para mais do que cem livros, o resto vai encalhar'...

Tentava não encará-lo, mas em um provador é quase impossível. A voz ecoava... Chamei meu marido em um canto e com lágrimas nos olhos contei o que estava acontecendo. Ele me abraçou e disse para confiar nele, que nada disso era verdade. Que eu estava linda e que a roupa tinha ficado perfeita. Em um lindo gesto de amor, perguntou se a voz estava vindo de cima do meu ombro direito ou esquerdo, e carinhosamente deu um tapinha e disse: — Pronto, ela não vai te atrapalhar mais.

Sinto que talvez nunca me livre disso, e que será sempre uma batalha. O importante é que quando isso acontecer eu sei como pedir ajuda. Talvez eu precise de ajuda para sempre. Também mandei mensagem para a minha psicóloga perguntando quando isso ia acabar, que eu não aguentava mais. Ela disse que vai acabar, para ter calma, mas que por enquanto era para eu me concentrar na alma, deixá-la irradiante, que no resto ninguém ia reparar...

Com uma tropa de choque destas, eu estarei protegida de mim mesma...

Depois disso voltamos para casa da minha mãe e eu tratei de compartilhar o folder de lançamento do meu livro que havia ficado pronto. Lançamento dia 2 de outubro, em uma livraria do shopping. Acabou ficando no dia dois por falta de disponibilidade da livraria, mas não tem problema nenhum. As pessoas que comprarem poderão começar a acompanhar o meu diário no dia em que comecei a escrever, no dia seguinte ao lançamento. Estou feliz do mesmo jeito. Convidei amigos e recebi tanto carinho e incentivo que mal pude acreditar. Tantas pessoas me desejando sucesso e outras tantas confirmando presença...

Terminei o dia nos braços do meu marido. Encostada em seu peito, assistimos a um filme e comemoramos as nossas conquistas...

Balanço do dia:

- **Conquista:** ter pessoas que torcem por mim ao meu redor...
- **Desafios:** manter a alma radiante...
- **Frase do dia:** "E se me achar esquisita, respeite também, até eu fui obrigada a me respeitar." — Clarice Lispector

Sei que já usei essa frase, mas essa, como outras, eu tenho que repetir muitas vezes para conseguir assimilar...

347 / 18 dias

Muita gente está me dando a maior força para o lançamento do livro. Tenho recebido muitas palavras de apoio. Estou muito feliz e muito apreensiva.

Ao mesmo tempo que falta pouco, faltam 16 dias para o lançamento. Ainda está muito longe...

O meu marido é um fofo. Depois do dia da prova de roupa, em que ele viu o estrago que o meu ego está fazendo comigo, ele passa o dia me elogiando. Sempre que passa por mim me chama de linda, gostosa, maravilhosa. Além disso, pergunta sempre em qual ombro está a voz me xingando e dá um tapinha a fim de derrubá-la, além de manter a mão ali por um tempo para ela não voltar. Eu o amo muito por isso!!! Tem funcionado!!!

Agora estou cuidando de me preparar para o grande dia. Cortar o cabelo, manicure, etc... Afinal, é a única coisa que posso controlar: estar preparada para o grande dia.

Balanço do dia:

- **Conquista:** estar tudo muito bem...
- **Desafios:** manter a ansiedade sob controle...
- **Frase do dia:** ...

353 / 12 dias

Já cortei o cabelo, já ganhei da minha mãe a calcinha vermelha para o dia do lançamento (dizem que é bom e nessa hora eu não discuto), já estou com a roupa e o sapato separados...

Ontem fui com o meu marido e com a minha mãe à livraria onde será o lançamento. Tinha um escritor lançando e autografando o livro dele. A livraria estava cheia. Ele estava sentado em uma poltrona, atrás de uma mesa, e na frente de um banner com a foto da capa do livro dele. Dava para ver os seus amigos e familiares felizes e orgulhosos. Eu só pensava que dali a alguns dias seria eu ali sentada. Senti tudo ao mesmo tempo, medo, orgulho, ansiedade, alegria. Tudo parecia um pouco surreal. Daqui a dez dias eu estarei realizando um grande sonho, talvez um dos maiores e mais inesperados da minha vida...

Talvez a grande lição que eu tiro de tudo seja que quando eu comecei a me concentrar em mim de verdade, na minha alimentação, no meu organismo, em como a minha mente funciona, tudo começou a fluir...

Estou apavorada com o que os outros vão achar do meu livro, se vão gostar, se vão odiar. Meu marido não para de me dar bronca. Ele me pergunta se o meu sonho não era publicar um livro, e diz que eu deveria simplesmente ficar feliz por estar realizando esse sonho, e que o resto é consequência. Concordo com ele e busco o tempo todo trazer a minha mente para o presente. Afinal, se teve uma coisa que eu aprendi, é que eu só tenho controle sobre o que eu faço ou deixo de fazer. Confio em tudo o que escrevi no sentido de ter sido honesta, verdadeira e corajosa. Confio que o que está registrado nas folhas do livro *Por dentro de mim — Diário do primeiro ano do resto da minha vida* realmente saiu de dentro de mim. E é só até aí que eu posso ir, o resto é com o universo... Por mais difícil de aceitar que isso seja...

Balanço do dia:

- **Conquista:** reconhecer no meu companheiro um amoroso sábio...
- **Desafios:** escutá-lo mais...
- **Frase do dia:** "Nós poderíamos ser muito melhores se não quiséssemos ser tão bons." — Freud

(De novo, e de novo...)

356 / 9 dias

Faltam exatos sete dias para o lançamento. Nesta mesma hora eu estarei autografando os meus livros...

Eu só posso dizer que sonhos podem, sim, tornar-se realidade. Eu sou a prova de que, apesar de tudo, é possível ser quem eu quero ser. Eu me tornei uma escritora...

Hoje eu estava conversando com o meu marido sobre o lançamento do livro, e fomos nos lembrando de como tudo foi se encaixando e culminou na realização completa do sonho. Despretensiosamente, há pouco mais de um ano, eu voltei para dentro e resolvi mudar a minha vida de algum jeito. Não podia fazer grandes estripulias e nem estipular grandes desafios. Afinal, o meu corpo não me ajudaria muito. Então mudei a minha alimentação, comecei a meditar, guardei um pouco de dinheiro e prestei atenção em mim. Registrei todos os passos na intenção de me forçar a continuar e não desistir. Terminei o ano um pouco triste por não ter perdido o peso que eu gostaria, mas feliz com a quantidade de coisas aprendidas. Mostrei o resultado para o meu marido e para a minha psicóloga. Eles gostaram do que leram. Isso me deu coragem para falar sobre a existência deste livro para uma das minhas fisioterapeutas. Ela comprou a ideia e a minha causa. Indicou uma escritora que poderia gentilmente ler todo o material e ver o seu verdadeiro valor. Com amor e carinho, ela leu e também gostou. Depois de alguns toques literários de incluir textos de outras épocas, me incentivou a procurar uma editora. Ainda titubeei bastante. Não sou uma pessoa que se convence fácil... Durante um almoço de família, comentei sobre o livro. A minha irmã me indicou um amigo que poderia me ajudar. Ele foi um anjo e também acreditou em mim. Indicou a sua editora e já me deu um contato direto. Detalhe: ele não faz isso quase nunca. Depois de algumas semanas, tomei coragem e fui levar uma cópia. Fiquei em cólicas até ela me responder. Está tudo registrado, todo o sofrimento... Resultado: ela respondeu e teceu lindos elogios. Quis publicar o quanto antes. Durante a assinatura do contrato ela perguntou se eu tinha uma ideia para a capa. Eu disse que tinha vontade de que fosse um desenho do meu marido, mas disse que ela que sabia o que seria melhor para o livro e para as vendas. Entreguei três desenhos possíveis. Depois de alguns dias, a certeza de que tudo iria se realizar de maneira completa! Dois desenhos dele ilustrariam o meu livro! Ufa!!!

Com lágrimas nos olhos, eu comentei com ele: "Está parecendo final de novela!". E ele, sensato como sempre, disse: "Mas é vida real!"

Como a vida é cheia de surpresas e sempre quer dar o seu toque nas coisas, ainda teve mais um acontecimento nesse dia. A televisão estava ligada, mas não estávamos prestando atenção. Estavam reprisando o último capítulo da novela das seis da rede Globo, Orgulho e Paixão. Depois de tanta emoção, e enquanto tomávamos o nosso café, começamos a prestar atenção à novela. Foi então que a protagonista aparece autografando o seu livro, um livro que contava a sua história, a sua novela. O autógrafo era para o seu marido, companheiro de toda a saga, e na cena final os dois se abraçam e se beijam em meio aos convidados do lançamento do livro...

Nós caímos no choro e também nos abraçamos. Pode ser até vida real, mas que ela caprichou nos detalhes lúdicos, isso sim, caprichou...

Balanço do dia:

• **Conquista:** ter na vida real um evento digno de final de novela...

• **Desafios:** acho que hoje nada pode me deter, nem eu mesma...

• **Frase do dia:** meu marido postou esta mensagem no Instagram: "Mulher linda, maravilhosa, deslumbrante... Obrigado por ter me escolhido como eterno companheiro desta maravilhosa viagem chamada vida! Amo você, ontem, hoje, sempre e por mais um dia." — Alexandre Bonatto

O que posso querer mais da vida? Estou no céu...

357 / 8 dias

Eu amo você

Agradeço tudo a você
Tudo, todos os dias
Devo tudo a você
Tudo, todos os dias.

Me amar é difícil
Tenho muito encanto
Infelizmente, outro tanto
A exigir e depender

O herói, o bandido
O amor único da vida
Me acorda, me alimenta
Me veste e me enfeita.

Grata por seu amor
Quente, intenso e dedicado
Meu-eu, teu-seu
Meu-teu, eu-seu.

Agradeço tudo a você
Tudo, todos os dias
Devo tudo a você
Tudo, todos os dias

Amo o nosso
Amo o ninho
Amo a vida
Amo você.

Patrícia Fernandes

Balanço do dia:

- **Conquista:** o amor...
- **Desafios:** nenhum...
- **Frase do dia:** ...

358 / 7 dias

Fiquei tão feliz hoje! Uma aluna minha, que não via havia uns nove anos, confirmou que vai ao lançamento do livro. Fui professora particular dela por alguns anos. Ela me desafiou e desafiou todos os meus conhecimentos. Com dislexia e um pouco de discalculia, precisava de diferentes formas de abordagem e muito estudo extra para se garantir nas aulas de matemática. Inclusive para tentar, junto com a família, perante a escola, garantir todos os seus direitos. Foram anos de amizade e dedicação que a ajudaram a superar todas as suas dificuldades. Fui convidada para o seu aniversário de quinze anos, uma honra! Vi sua primeira peça teatral e acompanhei toda a sua paixão pela saga Crepúsculo! Ela foi uma vitoriosa sempre! Seu bom humor, seu carinho e sua vontade de aprender foram decisivos nas suas conquistas. Hoje é ela que vem me prestigiar! Um presente da vida.

Muitos amigos confirmaram presença. Muitos amigos que não poderão comparecer já desejaram sucesso. Sou querida por muitos, e isso é muito bom!

Não tenho palavras para descrever o quanto estou agradecida a todos...

Balanço do dia:

- **Conquista:** faltam cinco dias...
- **Desafios:** faltam só cinco dias...
- **Frase do dia:** "A ciência moderna ainda não produziu um medicamento tranquilizador tão eficaz como o são umas poucas palavras boas." — Freud

359 / 6 dias

Gentilmente feliz

Ser feliz, gentilmente feliz
Do que fui, sempre lembrar
Do que sou, me orgulhar
Do que serei, ir devagar.

Aprendi o que quero
O que não quero
O que quero aprender
O que posso oferecer

Arte e meditação
Fisioterapia e medicação
Racional e emocional
Com a mesma quantia de atenção

Ser feliz, gentilmente feliz
Sem invadir espaços
Sem exigir abraços
"namastê", com licença, fui.

Patrícia Fernandes

Balanço do dia:

- **Conquista:** ser feliz...
- **Desafios:** continuar feliz...
- **Frase do dia:** ...

360 / 5 dias

Está muito difícil de segurar a onda. Estou muito ansiosa e muito instável. Pendo entre a alegria extrema, a sensação de estar realizando um sonho, e o pânico completo e a vontade de sumir. Sei que serei julgada pelo livro, tanto para o bem quanto para o mal. Sei que pessoas irão gostar e pessoas irão odiar. Nesse caso, o transtorno de personalidade borderline está influenciando demais nestas reações extremas. Realmente não sei como vou lidar com as críticas. O problema é que eu sei que é normal que alguns gostem e outros não, e conscientemente eu também sei que tudo bem; mas quem não sabe lidar com isso de jeito nenhum é a minha cabeça. Tenho várias crises de choro pensando nisso, e meu marido está ficando um pouco preocupado. Como é difícil reagir tão impulsivamente e explosivamente aos estímulos sem ter nenhum controle verdadeiro! Sinto que luto verdadeiras batalhas internas para me manter centrada e equilibrada. Isso cansa demais...

Por outro lado, sinto que pela primeira vez na minha vida tenho orgulho de algo que fiz. Algo que produzi na minha cabeça, com meu esforço, e consegui transformar em algo tão concreto quanto um livro. Sinto que fui honesta comigo, e que o fato de compartilhar as minhas experiências com outras pessoas pode ajudar, e fazer com que elas tomem algumas atitudes em suas vidas que as façam evoluir com mais rapidez e menos sofrimento. Pelo menos é isso o que eu desejo.

Faltam três dias para o lançamento!!!

Balanço do dia:

- **Conquista:** ...
- **Desafios:** ...
- **Frase do dia:** "Você pode saber o que disse, mas nunca o que o outro escutou." — Lacan

Nunca uma frase fez tanto sentido...

361 / 4 dias

É amanhã!!!

Já está tudo preparado. Hoje fui à psicóloga para os últimos ajustes. Estou tão mexida e tão ansiosa, que foi a primeira vez desde que comecei a fazer terapia com ela que não consegui subir as escadas até a sua sala...

Amanhã será um dia corrido e de muitas emoções. Muitas pessoas queridas vão, pessoas que me incentivaram e me acarinharam muito depois que souberam do lançamento. Muitas dúvidas ainda pairam sobre a minha cabeça, mas estou tentando só curtir o momento.

Amanhã é dia de cabelo e maquiagem e dia de colher os frutos. Só preciso estar concentrada em viver o presente. Saborear cada minuto da realização deste sonho. Se as pessoas vão ou não gostar do livro é outra história e assunto para outro dia.

Balanço do dia:

- **Conquista:** estar íntegra e radiante...
- **Desafios:** permanecer presente...
- **Frase do dia:** "A possibilidade de realizarmos um sonho é o que torna a vida interessante." — Paulo Coelho

364 / 1 dia

Não tenho palavras para descrever o dia de ontem. Foi maravilhoso!!!

O dia começou com um café na cama e muitos beijinhos. Logo depois vieram várias ligações e mensagens me desejando sorte e sucesso. Fui arrumar o cabelo e o cabeleireiro me deu de presente a lavagem e o penteado!!! Depois fui fazer a maquiagem e as unhas, e também ganhei de presente um superdesconto!!! Quando saí de casa estava uma chuvinha bem chata, mas quando saí do salão o mundo estava acabando em uma tempestade com raios e trovões. É, não poderia ser sem emoção... O problema foi que acabou a luz no meu prédio e toda a minha roupa estava lá em cima, inclusive a calcinha vermelha! Moro no oitavo andar, então seria um pouco difícil eu chegar até lá sem elevador. Meu marido, de novo, salvou o dia, voou até lá, pegou tudo e trouxe para o carro. Estávamos em cima da hora e a chuva não dava trégua. Fui me trocar na casa da minha irmã. Ela, a minha mãe e a minha sobrinha praticamente me vestiram e me emperiquitaram... Saímos voando para o shopping. Foi o tempo de chegar, fazer xixi e ir para a livraria. Pontualmente às 19h eu assumi o meu posto atrás da mesa principal, e a partir daí o sorriso não saiu mais do meu rosto. Atrás de mim, um banner com a capa do livro, e na mesa alguns exemplares, uma garrafa de água com um copo e algumas canetas. Meu sonho estava se realizando. Ao olhar em volta e ver a minha família, os meus amigos e alguns curiosos eu soube que tudo tinha valido a pena só para estar ali naquele momento.

A imagem do meu avô em 1988 em sua noite de autógrafos estava se repetindo em 2018, trinta anos depois, comigo sentada à mesa na frente do meu livro. A garotinha de 10 anos conseguiu realizar o seu sonho. Autografei 59 livros em cerca de duas horas e cinquenta minutos. Uma média de dois a três minutos conversando com cada pessoa que foi me dar um abraço e me parabenizar. Pessoas queridas, amigos, familiares, médicos, fisioterapeutas, farmacêuticos, psicólogas, nutricionista, cabeleireiro, esteticistas, ex-colegas de trabalho, agora amigos, e tantos outros. Poucos não puderam ir, mas sei que se pudessem teriam ido... Foi uma loucura deliciosa!!! Espero ter conseguido dar atenção a todos do jeito que eles mereciam. Ouvi tantas palavras lindas, de incentivo, de desejo de sucesso, de carinho, de amor, que ficarão guardadas no meu coração e na minha mente para sempre! Recebi vários presentes e cartões. Ganhei chocolate da minha nutricionista!!! Da minha psicóloga eu recebi um texto inscrito em um objeto de decoração que resume o dia:

— Mas, e se eu cair?

— Sim, mas e se você voar?

Posso dizer que ontem eu voei...

Entre tantos outros presentes... Nas fotos o meu sorriso não me deixava mentir. Escrevi um pouco antes de ir: "Os sonhos, para serem realizados, tiram tudo da gente: cada lágrima, cada suor, cada gota de energia, cada verdade verdadeira, mas quando ele se realiza ele devolve tudo em dobro, tudo em ouro, tudo em vida. Por isso é raro, por isso é caro, por isso é sonho."

Todos foram embora, e ficamos meu marido e eu. Eufóricos, fomos tomar um lanche e comemorar. Incrédulos ainda um pouco com o sucesso da noite. O nosso amor e a nossa cumplicidade em tudo deram origem a este livro, palavras minhas, imagens dele...

Ao escolher no cardápio o que íamos beber, um reflexo de tudo, brindamos com dois copos de suco de fruta natural. Comemos o suficiente e dividimos a sobremesa. Saímos sóbrios, satisfeitos e felizes.

Hoje, dia 3 de outubro de 2018, último dia do meu diário e deste meu livro *Sobre mim — Diário do segundo ano do resto da minha vida*, posso dizer que encontrei algo que quero fazer o resto da minha vida: inspirar pessoas, divertir pessoas, instigar pessoas...

Minha mãe foi a primeira a terminar de ler, às três horas da manhã. Enviou uma linda mensagem. Para ela sou uma escritora talentosa, criativa e inspiradora...

Pensar que neste momento várias pessoas estão lendo as minhas palavras é surreal e um pouco intimidador, mas agora o livro não é mais meu, o livro é do mundo, e as pessoas podem ou não gostar dele. Espero que a maioria das pessoas goste...

Agora é fazer bastante propaganda para bater a meta dos mil exemplares. Vai dar trabalho, mas não mais do que já deu até agora. Vou conseguir!!!

Exato momento

Sabe aquela sensação
Que surge imediatamente
Após "cair a ficha" e de repente
Tudo faz sentido e razão?

Momento amplificado
Por todas as lágrimas
Por todas as consultas
Por todos os comprimidos e injeção.

Quando tudo faz sentido
O sorriso brota
O coração relaxa
A alma suspira.

Quando tudo encaixa
Os muros caem
Os argumentos acabam
O cérebro se rende e se cala.

Patrícia Fernandes

Balanço do dia:

- **Conquista:** encontrar a profissão e me encontrar então...
- **Desafios:** nenhum tão desafiador que me assuste neste momento...
- **Frase do dia:** fica para o próximo e último diário...

SOBRE MIM

Diário do segundo ano do resto da minha vida

RELATÓRIO FINAL

SOBRE O DIÁRIO

Este ano o diário começou mais estruturado. Também foi mais fácil manter a rotina de escrever, já que no ano passado isso foi uma constante.

O que fiz diferente neste ano que não fiz no anterior? Fui mais fluida. No ano passado tive que me acostumar com a mudança da alimentação, com a rotina, com a disciplina, com a resistência corporal. Neste ano pude aprimorar e desenvolver as técnicas aprendidas, mas também me deixei aberta para os novos acontecimentos, para as surpresas. Para falar a verdade, peguei mais leve...

Muitas vezes tive que reler o diário do ano anterior para relembrar e para reafirmar alguns fatos e algumas descobertas. Muitas vezes me vi caindo nos mesmos erros e nas mesmas armadilhas que já me tinham feito sofrer anteriormente. Muitos sentimentos e sensações que me assolaram em épocas semelhantes, como Natal e aniversário, também tentaram me incomodar neste ano. Fico muito feliz por ter registrado e por ter podido revisitar e relembrar esses dias. Assim pude sair das armadilhas de comportamento e tomar atitudes diferentes. Evoluir.

Também fui um pouco mais maleável quanto aos registros. Mesmo que tivessem passado mais de três dias, se nada acontecesse de interessante eu deixava passar. Caso o contrário acontecesse e a vida estivesse borbulhando, eu escrevia todos os dias. Também me pesei menos vezes, tentei pegar um pouco mais leve nesse sentido também. Até para avaliar se eu estava me mantendo dentro das regras mesmo sem tanta vigilância.

Escrever continuou tão importante quanto antes. No final deste ano também fui surpreendida ao reler o diário e relembrar de tudo o que havia acontecido. A memória não é confiável na hora de fazer um balanço da semana que passou, imagina então dos últimos trezentos e sessenta e cinco dias...

ANÁLISE DOS DADOS

A metodologia que eu usei para a análise dos dados gerados pelo meu diário foi a mesma do ano passado. Li e reli inúmeras vezes todo o diário a fim de retirar todas as informações relevantes para gerar dados que organizados pudessem gerar mais informações relevantes.

TABELA 1
— ESTATÍSTICA DA CLASSIFICAÇÃO QUALITATIVA

Classificação Qualitativa	Número de dias	%
Péssimo	4	4,2
Ruim	17	17,6
Normal	7	7,3
Bom	31	32,3
Ótimo	33	34,4
Péssimo/Ótimo	4	4,2
	96	100%

Registrei menos dias do que no ano passado, mas os noventa e seis dias que registrei foram muito mais extensos e intensos. Apesar de ser um ano difícil, com muitos diagnósticos e revelações, foi um ano muito mais feliz.

Foram apenas quatro dias bipolares, ou melhor, Péssimo/Ótimo, o que é muito bom, pois são dias bem estressantes. Dias ruins e péssimos passaram um pouco dos 20% do total. O que realmente chamou a atenção foram os 66,7% de dias variando entre bons e ótimos. Realmente foi um ano maravilhoso.

TABELA 2 — NUTRICIONISTA

Data	Peso (kg)	IMC (kg/m²)	Cintura (cm)	Abdome (cm)	Quadril (cm)	% GC
5.10.2017	86,6	28,6	76	90	113	33,4
5.12.2017	84,3	27,9	75	83	114	32,0
7.03.2018	84,5	27,9	76	85	110	32,0
5.10.2018	86,3	28,5	70	95	111	31,0
	-0,3	-0,1	-6	+5	-2	-2,4

% Gordura Corporal = 31% = 26,7kg de gordura e 59,6kg de massa magra. +2,1kg de massa magra.

Obs. 1: A data da última pesagem foi no dia cinco de outubro, um dia depois do fechamento do diário, mas achei importante incluí-la neste relatório final.

Obs. 2: Quanto à circunferência do abdome, eu só tenho duas coisas a dizer: eu estava superinchada no dia da pesagem, e infelizmente o meu corpo está mudando pelo fato de eu estar ficando mais tempo na cadeira de rodas. A minha postura está ficando um pouco mais caída, o que aumenta a barriga. Como não quero ficar mais triste do que já estou com essa informação, eu vou parar por aqui.

Mesmo com o aumento da circunferência do abdome, em todos os outros itens eu reduzi medidas. Mesmo com quase o mesmo peso do começo do ano, eu tive uma redução de gordura, mesmo que pequena, e um aumento considerável de massa muscular. Ou seja, mais uma prova de que a reeducação alimentar está funcionando, afinal de contas, eu aumentei músculo e não gordura. Mantive o meu peso estável, pois o que variou foi a massa magra. Pelo menos é assim que estou pensando, e é assim que eu consigo ficar feliz com uma perda de trezentos gramas depois de um ano inteiro...

GRÁFICO 1 — EVOLUÇÃO DO PESO

Neste gráfico ilustrei a evolução da minha oscilação de peso ao longo do ano.

Contagem de dias	0	43	57	95	149	219	365
Peso (kg)	86,6	85,3	84,3	84,5	84,3	85,8	86,3

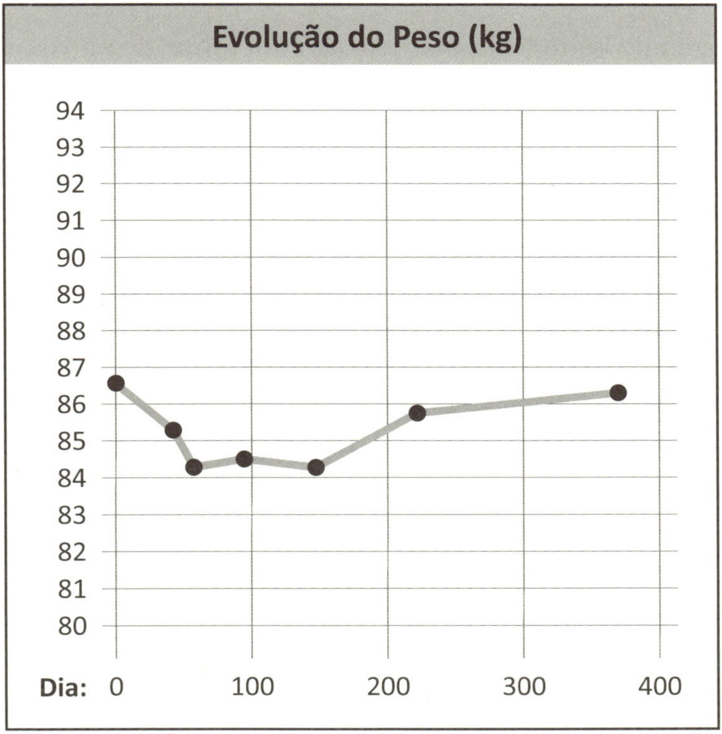

Houve uma variação de 2,3 kg entre o peso mais alto, os 86,6 kg do começo do ano, e o mais baixo, de 84,3 kg. Terminei o ano trezentos gramas mais magra. Ganhei 2,1 kg de massa magra.

ANÁLISE DE OBJETIVOS E CONQUISTAS

Agora vou analisar os objetivos iniciais.

- Manter a reeducação alimentar;
- Melhorar o condicionamento e o fortalecimento físico;
- Desenvolver o meu relacionamento pessoal e social;
- Descobrir qual o meu papel neste Mundo.

Neste ano todos os objetivos foram cumpridos à risca. Vou detalhar como na conclusão, mas posso dizer que mereço nota dez. Mantive a reeducação alimentar, não voltei aos velhos hábitos e nem às velhas compulsões. Você vai achar que estou ficando louca, mas vou provar que não estou. Os dois quilos e cem gramas que eu acabei engordando foram de massa magra, ou seja, músculos, e ainda perdi trezentos gramas de peso total. A flutuação do peso não ocorreu por perda de controle alimentar, e sim pela estimulação muscular. Troquei por inúmeras vezes alimentos extremamente calóricos, como sorvete de massa, por frutas ou por iogurte. Mesmo nos piores dias, nos quais eu gostaria de comer o mundo, acabei comendo apenas um pequeno pedaço dele, o que já é uma evolução. Mesmo a perda de peso sendo pequena, a grande vitória foi a estabilidade durante todo o ano. Caso a reeducação não tivesse dado certo, com certeza eu teria voltado a engordar descontroladamente. Quanto ao condicionamento físico, graças ao aparelho de eletroestimulação aumentei a minha massa magra e também a minha capacidade pulmonar, com exercícios específicos. Termino o ano sem tendinite nos ombros, e dando alguns passos com o andador.

Quanto ao relacionamento pessoal e social, sinto que deu um salto. Ao descobrir como funciono e quais os gatilhos que me desestabilizam, consegui ser melhor esposa, melhor filha, melhor irmã, melhor amiga.

Quanto ao meu papel neste Mundo e à minha contribuição para a sociedade, eu posso dizer que pelo menos encontrei um caminho. Posso dizer que meu primeiro livro foi, sem sombra de dúvida, o melhor e o pior de mim transformado em palavras, e o resultado foi muito bem recebido por muitas pessoas. Talvez escritora seja a grande e mais importante profissão que a vida me proporcionou, e espero continuar honrando esse presente com mais este livro que está se encerrando.

Estou muito orgulhosa por, pela primeira vez na minha vida, ter gabaritado a lista de desejos para o ano. Desta vez sem nenhum artifício, sem nenhuma desculpa.

LIÇÕES APRENDIDAS NESTE ANO

- Constante é a inconstância;
- Sofrimento é opcional;
- Preciso aprender a pedir ajuda;
- Sou humana, e só por isso imperfeita;
- A vida sem dor é maravilhosa;
- Responsabilidade: dádiva e infortúnio, consequência de ter consciência;
- O que somos é consequência do que pensamos;
- A busca por aprovação e gratificação só causa frustração e dor;
- Reconhecer e usufruir a felicidade dá trabalho, mas é maravilhoso;
- Seguir os preceitos budistas é mais difícil do que parece;
- Pedir para fazer pode dar muito mais trabalho do que fazer;
- Depois do fundo só me resta subir;
- Confessar o inconfessável às vezes é a única saída;
- Nova condição: transtorno de personalidade borderline;
- Usar short é maravilhoso;
- O homem da minha vida está ao meu lado e agora é meu marido de papel passado;
- Eu tenho talento;
- Quase tudo tem explicação, e é maravilhoso descobri-la;
- Um diagnóstico pode mudar uma vida;

- Nunca esquecer dos dias ruins; foram eles que me fizeram chegar aos dias bons;
- O presente é um presente, e cada um é cada um;
- Continue respirando e tudo pode e irá mudar;
- Quanto mais estudo sobre borderline, mais eu me liberto para só ser;
- Apesar de tudo, escolho viver;
- Tenho que ser, apesar de depender;
- É melhor uma crítica bem feita do que um elogio vazio;
- A próxima tentativa pode matar, pare de tentar;
- É possível mudar os padrões de pensamento, mas dá trabalho;
- Continuar reconhecendo as gotas;
- Você é uma escritora, com contrato assinado e noite de autógrafos;
- Você conseguiu, encontrou o seu caminho;
- O sonho mais improvável pode virar realidade;
- É possível ter na vida real um evento digno de final de novela;
- Você conseguiu, parabéns, encontrou o que faltava, descobriu o seu papel no mundo.

Só pela quantidade de lições aprendidas já dá para mensurar o tamanho que foi este ano. Foi mais um ano inesquecível e muito difícil, mesmo sendo muito bom.

CONCLUSÃO

Gostaria de começar esta conclusão com um desabafo. Sei que com o livro anterior, e principalmente com este, agora, estarei sujeita a julgamentos. Sei que cheguei muito tarde a certas conclusões. Sei que errei muitas vezes. Sei que muitos vão dizer que a minha família poderia ter agido diferente, ou que eu poderia ter agido diferente. Muitos no meu lugar fariam diferente. Agora, uma coisa eu peço: quando julgar as minhas decisões, pense no que teria feito no meu lugar, tendo a vida que tive e com as condições que a vida me impôs. Diferente disso não seria justo. Vista as minhas roupas e use os meus sapatos. A minha família e os meus amigos só souberam agora de fatos importantes e dolorosos da minha personalidade e da minha vida. Eles não tinham como saber, e nem como reagir. Eu me expus de uma maneira sincera e mostrei as minhas fraquezas e virtudes. Contei sem rodeios e mentiras fatos difíceis e às vezes vergonhosos. Registrei tudo para que, quem sabe, alguém possa ler, se identificar ou identificar alguém próximo com os mesmos problemas. Espero que as pessoas que sintam algo parecido sejam levadas a falar com seus médicos sobre o que estão sentindo com sinceridade, com ênfase. Que questionem seus médicos sobre a real necessidade de medicamentos, e que tomem de maneira responsável quando necessário. Caso ele não te escute, procure outro que te escute. Antes que seja tarde demais. Antes que alguma de suas tentativas seja bem-sucedida. Antes que seja tarde demais mesmo, ou que deixe sequelas grandes demais. Eu fui atrás, lutei, resisti, sofri, chorei, sorri... Aguentei cada uma das mais de mil e oitocentas injeções que tomei para controle da esclerose, cada sessão de quimioterapia, cada dia de desespero, cada novo diagnóstico, cada comprimido, cada lágrima. Consegui ajuda. Quem sabe eu, que nem te conheço, te convença a dar o primeiro passo. Prometo que alguém vai te escutar. Deseje e vá à luta. Mudar não é difícil, é quase impossível. Sendo tão impossível quanto possível. Prometo que a recompensa será do tamanho de quanto estiver disposto a se entregar e se sacrificar.

Quanto a este ano, acho que foi um ano difícil e de inúmeros aprendizados, como o anterior. Comprovei que uma mudança alimentar consistente e consciente é possível, sim. E ela pode durar o resto da vida, sim. Desafios que antes me levariam a comer compulsivamente, e quem sabe, por desespero, voltar aos episódios de bulimia que tanto fizeram mal, foram resolvidos de maneiras mais assertivas. Continuo tendo que fazer escolhas saudáveis, e não ficou mais fácil trocar um doce por uma fruta, mas ficou mais óbvio. Mesmo que eu queira comer mais, as porções ficaram drasticamente menores, e quando como muito acabo passando mal. Ainda adoro comer pizza, e, sim, comeria uma inteira, mas a experiência e a consciência se contentam com duas fatias sem a borda da massa. Ainda amo pizza de calabresa, mas o estômago já se contenta com uma de mussarela, mais light. São pequenas mudanças, mas que fazem toda a diferença. Talvez tudo isso seja uma grande desculpa pelo fato de eu não ter emagrecido consideravelmente, mas aprendi que, com todas as minhas condições e dificuldades, talvez a grande vitória tenha sido aumentar a massa magra e diminuir a gordura. Ganhei um pouco mais de dois quilos de massa magra sem alterar o peso final. Não digo que não gostaria de ter baixado dos 80 kg, mas eu aceito. Para uma cadeirante, não ter engordado é uma vitória.

O meu físico me deu muito trabalho este ano. Comecei definhando e me arrastando. Com dores terríveis nos ombros e dúvidas sobre a manutenção da minha pequena liberdade. Já estava pensando nas adaptações drásticas que teria de fazer no apartamento e nas desculpas que teria de dar para parar de tentar andar. Depois do aumento das sessões de fisioterapia e da introdução da eletroestimulação dos músculos, principalmente das coxas, e da manutenção das minhas articulações, voltei a ter esperança. Com a diminuição do esforço nos ombros e braços, as tendinites cederam e as dores sumiram. Voltei a fazer pequenos percursos no andador. O que piorou bastante com o aumento do número de passos foram as dores no joelho direito. Ainda estou buscando uma explicação médica. Ficar de pé ainda é um tremendo desafio. Ainda preciso de ajuda o tempo todo para absolutamente tudo. Acho que o meu corpo físico será sempre o meu pesadelo, a minha cruz. Ele me aprisiona, me amarra. Mas depois de tudo o que aconteceu este ano, depois de tudo o que evoluí, de tudo o que conquistei, não posso reclamar dele. Talvez seja o meu corpo a minha âncora, tão necessária nos dias difíceis. Para me lembrar, para me trazer de volta, para não deixar eu me perder. Ou talvez seja a minha fonte de inspiração, pelo simples fato de me aprisionar a ponto de só me restarem as palavras...

Quando eu decidi abrir o jogo sobre a automutilação, eu sabia que tudo iria mudar. Talvez seja o maior grito de socorro que eu já tenha dado na minha vida. E posso dizer que valeu a pena. Alguém me escutou. Ao entender o que acontecia comigo, eu comecei a poder escolher e argumentar. Como eu disse antes, pedir ajuda pode ser a diferença entre morrer e viver. Alguém me ouviu e me ajudou a viver.

Neste ano eu me casei. Mesmo sendo a assinatura de uma união estável, garantimos aos dois os direitos civis de um casamento. Foi a realização de um sonho. Foi a concretização de um amor único e eterno. Foi mais um ano em que o meu marido foi fundamental na minha vida e que o nosso amor foi mais forte do que o mundo. Ele reconhece as minhas crises, me alerta e carinhosamente me abraça. Caso tudo fuja ao controle, vai buscar a água e o remédio, e depois que eu me acalmo volta a me abraçar...

Apesar de o ano passado ter sido o ano de reconciliação com o passado, este ano foi o de compaixão com a minha adolescência e início da idade adulta. Entendi quem eu fui e compreendi o que fiz. Só assim consigo amar quem sou de maneira completa, sem tirar nenhuma parte. Sou esta mulher complexa, mutante, instável, guerreira, frágil, imperfeita, que lidou com condições difíceis. Condições de ter esclerose múltipla, de ter tireoidite de Hashimoto, de ter transtorno de personalidade borderline. Condições que afetaram e afetam cada decisão e cada atitude na minha vida. Mesmo assim, mesmo com essas condições e com outras que talvez apareçam na minha vida, eu sou incrível. Em resposta a mim sobre: "Sou uma mulher na faixa dos quarenta anos que deseja desesperadamente encontrar o seu lugar e a sua importância no Universo", hoje posso dizer: "Sou uma escritora e encontrei o meu lugar neste Mundo."

Não foi nada fácil me expor nos dois livros. É muito difícil ficar à mercê de julgamentos e comentários. Tenho certeza de que a minha família e amigos também não gostaram ou ficaram incomodados com algumas passagens dos livros, mas tentei ser a mais verdadeira e a mais fiel a mim e aos fatos.

Tentei me mostrar de maneira transparente para que outros possam sobreviver como eu sobrevivi, com algumas cicatrizes, mas vivos para realizar os seus sonhos.

Tenho a dizer que depois de quarenta anos ainda descubro coisas dentro de mim inacreditáveis. Que depois de quarenta anos ainda não sei tudo sobre mim. Mas depois de quarenta anos, com os conhecimentos que tenho depois da jornada "Por dentro de mim — diário do primeiro ano do resto da minha vida", e depois da jornada "Sobre mim — diário do segundo ano do resto da minha vida", eu só posso dizer que me encontrei finalmente. Agora sei quais são os meus principais defeitos e as minhas principais qualidades. Conheço os meus monstros, e apesar de não conseguir lidar com eles sempre, sei que sou capaz de conviver com eles. Estou preparada para tomar as rédeas da minha vida e seguir para o último desafio desta jornada.

Vou me repetir, mas vale a pena:

"Os sonhos, para serem realizados, tiram tudo da gente: cada lágrima, cada suor, cada gota de energia, cada verdade verdadeira, mas quando ele se realiza ele devolve tudo em dobro, tudo em ouro, tudo em vida. Por isso é raro, por isso é caro, por isso é sonho."

Patrícia Fernandes

Leia também, da autora:

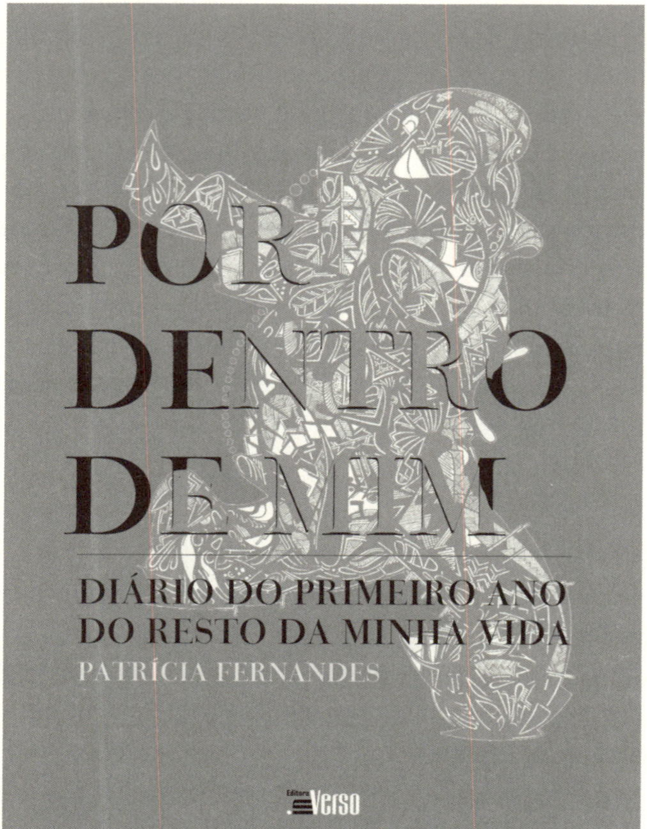

POR DENTRO DE MIM

Diário do primeiro ano
do resto da minha vida